临床护理理论与实践

马静 周嘉燕 王甜甜 张珑 何俊云 王林 主编

吉林科学技术出版社

图书在版编目（CIP）数据

临床护理理论与实践 / 马静等主编. -- 长春：吉林科学技术出版社，2024.8. -- ISBN 978-7-5744-1666-6

Ⅰ．R47

中国国家版本馆CIP数据核字第2024VV2772号

临床护理理论与实践

主　　编	马　静　等
出 版 人	宛　霞
责任编辑	李亚哲
封面设计	杨海英
制　　版	杨海英
幅面尺寸	185mm×260mm
开　　本	16
字　　数	150千字
印　　张	9.5
印　　数	1~1500册
版　　次	2024年8月第1版
印　　次	2024年10月第1次印刷

出　　版	吉林科学技术出版社
发　　行	吉林科学技术出版社
地　　址	长春市福祉大路5788号出版大厦A座
邮　　编	130118

发行部电话/传真　0431-81629529 81629530 81629531
　　　　　　　　　81629532 81629533 81629534
储运部电话　0431-86059116
编辑部电话　0431-81629510
印　　刷　廊坊市印艺阁数字科技有限公司

书　　号	ISBN 978-7-5744-1666-6
定　　价	57.00元

版权所有　翻印必究　举报电话：0431-81629508

临床护理理论与实践

编委会

主　编

马　静　天津医科大学第二医院内分泌科全科医学科

周嘉燕　深圳市光明区人民医院

王甜甜　济南北城医院

张　珑　济南市血液供保中心

何俊云　聊城市中医医院

王　林　济宁市中西医结合医院

副主编

杨程程　中国人民解放军联勤保障部队第960医院

马红娟　河北省威县人民医院

徐文娟　南昌市洪都中医院

段思繁　四川大学华西医院

邓　华　瑞金市人民医院

刘　媛　赣州市赣县区人民医院

李政华　肇庆市高要区人民医院

郭红艳　东部战区总医院

编　委

肖红梅　海军军医大学第三附属医院

前　言

　　护理学是以维护和促进健康、减轻病痛、提高生活质量为目的，运用专业知识和技术为患者提供健康服务的一门科学。随着医学科学的飞速发展，临床对常见病的护理要求也越来越高。本书从临床护理实际出发，主要介绍了护理程序、护理质量管理及内分泌系统疾病、神经系统疾病等临床常见疾病护理的相关内容。全书内容翔实，资料新颖，贴近临床，科学实用，重点突出，是具有一定参考价值的护理类专业书籍。

目录

第一章　护理程序 …………………………………………………………………… 1
　　第一节　概述 …………………………………………………………………… 1
　　第二节　护理程序的步骤 ……………………………………………………… 2
第二章　护理质量管理 ……………………………………………………………… 15
　　第一节　质量管理与护理质量管理 …………………………………………… 15
　　第二节　护理质量标准 ………………………………………………………… 24
第三章　内分泌系统疾病的护理 …………………………………………………… 34
　　第一节　生长激素缺乏症的护理 ……………………………………………… 34
　　第二节　先天性甲状腺功能减退症的护理 …………………………………… 40
　　第三节　单纯性甲状腺肿的护理 ……………………………………………… 47
第四章　神经系统疾病的护理 ……………………………………………………… 54
　　第一节　周围神经疾病的护理 ………………………………………………… 54
　　第二节　脑血管疾病的护理 …………………………………………………… 60
　　第三节　癫痫的护理 …………………………………………………………… 80
　　第四节　帕金森病的护理 ……………………………………………………… 86
　　第五节　重症肌无力的护理 …………………………………………………… 92
第五章　基础护理技术 ……………………………………………………………… 99
　　第一节　铺床技术 ……………………………………………………………… 99
　　第二节　生命体征的观察与测量 ……………………………………………… 106
　　第三节　清洁、消毒与灭菌 …………………………………………………… 117
　　第四节　给药技术 ……………………………………………………………… 122
　　第五节　鼻饲管的使用技术 …………………………………………………… 139
　　第六节　冷敷、热敷法 ………………………………………………………… 140
参考文献 ……………………………………………………………………………… 144

第一章 护理程序

第一节 概述

一、护理程序的概念与发展史

护理程序即护士为护理对象提供护理照顾时所应用的工作程序，是一种系统地解决护理问题的方法。1955 年，美国护理学家 Lydia Hall 首先提出了护理程序一词，她认为，护理工作应按照一定的程序进行。之后 Johnson、Orlando 等专家对护理程序进行进一步阐述，并提出护理程序的三步骤模式。1967 年，护理程序发展为 4 个步骤，即评估、计划、实施和评价。1973 年，北美护理诊断协会（NANDA）成立，许多专家认为，护理诊断应作为护理程序的一个独立步骤。由此，护理程序发展为目前的 5 个步骤，即护理评估、护理诊断、护理计划、护理实施和护理评价。

二、护理程序的基本过程及相互关系

护理程序由护理评估、护理诊断、护理计划、护理实施和护理评价 5 个步骤组成，是一个动态的、循环往复的过程，这 5 个步骤又是相互联系、相互促进和相互影响的。

（一）护理评估

护理评估是护理程序的第 1 步，即采取各种方法和手段收集与护理对象的健康相关的资料，并对资料进行分析和整理。这些资料包括护理对象过去和现在的生理、心理、社会等方面的资料。

（二）护理诊断

对通过护理评估获得的资料进行分类，经过综合分析，确认护理对象存在的问题，即为护理诊断。

（三）护理计划

护理计划就是根据护理诊断拟定相应的预期护理目标，制定护理方案，并将其以规范的形式书写出来。

（四）护理实施

护理实施是将护理计划落实于具体的护理活动的过程。

（五）护理评价

护理评价就是根据护理活动实施后产生的护理效果，对照预期目标进行判断，确定目标达到的程度。

第二节 护理程序的步骤

一、护理评估

护理评估是指有组织地、系统地收集资料并对资料的价值进行判断的过程。护理评估是护理程序的第1步，是护理程序最基本和非常关键的一步，也是做好护理诊断和护理计划的先决条件。收集的资料是否全面、准确将直接影响护理程序的其他步骤。因此，护理评估是护理程序的基础。

（一）收集资料

1.资料的分类

护理评估所涉及的资料依照资料来源的主客体关系，可分为主观资料和客观资料两类。主观资料是指源于护理对象的主观感觉、经历和思考而得来的资料，如护理对象主诉"我头晕、头痛""我感觉不舒服""我一定得了不治之症"等。客观资料是指通过观察、体格检查或各种辅助检查而获得的资料，如"体温39℃，寒战""双下肢出现压凹性水肿"等。

2.资料的来源

（1）护理对象本人。

（2）护理对象的家庭成员或与护理对象关系密切的人：配偶、子女、朋友、邻居等。

（3）其他健康保健人员：医师、护士、营养师等人员。

（4）既往的病历、检查记录：通过对既往健康资料的回顾，及时了解护理对象病情动态变化的信息。

（5）文献资料：通过检索有关医学、护理学的各种文献，为基础资料提供可参考的信息。

3.资料的内容

收集的资料不仅应涉及护理对象的身体情况，还应包括其心理、社会、文化和经济等方面的情况。

（1）一般资料：包括姓名、性别、年龄、民族、职业、婚姻状况、受教育水平、家庭住址和联系人等。

（2）现在健康状况：包括此次发病情况、目前主要不适的主诉及目前的饮食、营养、排泄、睡眠、自理、活动等情况。

（3）既往健康状况：包括既往患病史、创伤史、手术史、过敏史、既往日常生活形态、烟酒嗜好，护理对象为女性时还应包括月经史和婚育史等。

（4）家族史：家庭成员是否有与护理对象类似的疾病或家族遗传病史。

（5）护理对象体检的检查结果。

（6）实验室及其他检查结果。

（7）护理对象的心理状况：包括对疾病的认识和态度、康复的信心、病后精神、行为及情绪的变化、护理对象的人格类型、对应激事件的应对能力等。

（8）社会文化情况：包括护理对象的职业及工作情况、目前享受的医疗保健待遇、经济状况、家庭成员对疾病的态度和对疾病的了解、社会支持系统状况等。

4.收集资料的方法

（1）交谈法：护理评估中的交谈是一种有目的、有计划的交流或谈话。通过交谈，一方面可以获得有关护理对象的资料和信息，另一方面可以促进护患关系的发展，有利于治疗与护理工作的顺利进行，还可以使护理对象获得有关病情、检查、治疗、康复的信息。

（2）观察法：运用感官获得有关信息的方法。通过观察可以获得有关护理对象的生理、心理、社会、文化等多方面的信息。

（3）身体评估：是指护士通过视、触、叩、听等体格检查技术，对护理对象的生命体征及各个系统进行全面检查，收集有关护理对象身体状况方面的资料。

（4）查阅：指通过查阅医疗病历、护理病历、各种实验室及其他辅助检查结果，获取有关护理对象的资料。

（二）整理资料

1.资料的核实

（1）核实主观资料：主观资料常常来源于护理对象的主观感受，因此，难免会出现一定的偏差，如患者自觉发热，而测量体温时却显示正常。核实主观资料不是对护理对象不信任，而是核实主、客观资料相符与否。

（2）澄清含糊的资料：如果在资料的收集整理过程中发现有些资料内容不够完整或不够确切时，应进一步进行收集和补充。

2.资料的分类

（1）按马斯洛的需要层次理论分类：将收集到的各种资料按照马斯洛的5个需要层次进行分类，分别对应生理需要、安全需要、爱与归属需要、尊重需要和自我实现需要。

（2）按人类反应形态分类法分类：NANDA将所有护理诊断分为9种形态，即交换、沟通、关系、赋予价值、选择、移动、感知、认识、感觉/情感。收集到的资料可以按此方法进行分类。

（3）按Majory Gordon的11种功能性健康形态分类：Majory Gordon将人类的功能分为11种形态，即健康感知-健康管理形态、营养-代谢形态、排泄形态、活动-运动形态、睡眠-休息形态、认知-感知形态、自我认识-自我概念形态、角色-关系形态、性-生殖形态、应对-压力耐受形态、价值-信念形态。此分类方法通俗易懂，便于临床护士掌握，应用较为广泛。

（三）分析资料

1.找出异常所在

分析资料时应首先将收集到的患者相关资料与正常人体资料进行对照，发现其中的异常，这是进行护理诊断的关键性的前提条件。因此，需要护理人员能熟练运用医学、护理学及人文科学知识，具备进行综合分析判断的能力。

2.找出相关因素和危险因素

通过对资料的分析比较，能够发现异常所在，但这只是对资料的初步分析，更重要的是要对引起异常的原因进行进一步的判断，找出导致异常的相关因素和危险因素，为后期进行护理计划的制订提供依据。

（四）记录资料

资料的记录格式可以根据资料的分类方法和各地区的特点自行设计，但资料的记录应遵循以下几个原则。

（1）资料要客观地反映事实情况，实事求是，不能带有主观判断和结论。

（2）资料的记录要完整，并遵循一定的书写格式。

（3）要正确使用医学术语进行资料的记录。

（4）语言简明扼要，字迹清楚。

二、护理诊断

根据收集到的资料进行护理诊断是护理程序的第2步，也是专业性较强，具有护理特色的重要一步。护理诊断一词源于20世纪50年代，Virginia Fry首先在其论著中提出。1973年，美国护士协会正式将护理诊断纳入护理程序。NANDA对护理诊断的发展起到了重要的推动作用。目前使用的护理诊断定义就是1990年NANDA提出并通过的定义。

（一）护理诊断的定义

护理诊断是关于个人、家庭、群体或社区对现存的或潜在的健康问题或生命过程反应的一种临床判断，是护士为达到预期结果选择护理措施的基础，这些预期结果是应由护士负责的。

（二）护理诊断的组成

NANDA 的每个护理诊断均由名称、定义、诊断依据和相关因素 4 部分组成。

1.名称

名称是对护理对象健康状态的概括性描述，一般可用改变、减少、缺乏、缺陷、不足、过多、增加、功能障碍、受伤、损伤、无效或低效等特定术语来描述健康问题，但不能说明变化的程度。根据护理诊断名称的判断，可将护理诊断分为 3 类。

（1）现存的：是对个人、家庭、群体或社区的健康状况或生命过程的反应的描述。如"体温过高""焦虑""疼痛"等。

（2）有……危险的：是对一些易感的个人、家庭、群体或社区对健康状况或生命过程可能出现的反应的描述。此类反应目前尚未发生，但如不及时采取有效的护理措施，则可能出现影响健康的问题。因此，要求护士要有预见性，能够预测可能出现的护理问题。如长期卧床的患者存在"有皮肤完整性受损的危险"，移植术后的患者"有感染的危险"等。

（3）健康的：是对个人、家庭、群体或社区具有加强健康以达到更高水平健康潜能的描述。健康是生理、心理、社会各方面的完好状态，护理工作的任务之一是促进健康。健康的护理诊断是护士为健康人群提供护理时可以使用的护理诊断，如"执行治疗方案有效"等。

2.定义

定义是对护理诊断的一种清晰、准确的描述，并以此与其他护理诊断相区别。每个护理诊断都有其特征性的定义，如"便秘"是指"个体处于一种正常排便习惯发生改变的状态，其特征为排便次数减少和（或）排出干、硬便"。

3.诊断依据

诊断依据是做出该护理诊断的临床判断标准。诊断依据常常是患者所应具有的一组症状和体征以及有关病史，也可以是危险因素。诊断依据有 3 种：第 1 种称"必要依据"，即做出某一护理诊断时必须具备的依据；第 2 种称"主要依据"，即做出某一护理诊断时通常需要存在的依据；第 3 种称"次要依据"，即对做出某一诊断有支持作用，但不一定每次做出该护理诊断时都存在的依据。这3种依据的划分不是随意的，而是通过严谨的科研加以证实的。

4.相关因素

相关因素是指促使护理诊断成立和维持的原因或情境。相关因素包括以下几个方面。

（1）生理方面：指与患者的身体或生理有关的因素。

（2）心理方面：指与患者的心理状况有关的因素。

（3）治疗方面：指与治疗措施有关的因素。

（4）情境方面：指涉及环境、相关人员、生活经历、生活习惯、角色等方面的因素。

（5）成长发展方面：指与年龄相关的认知、生理、心理、社会、情感的发展状况，比单纯年龄因素所包含的内容更多。

（三）护理诊断的陈述方式

护理诊断的陈述包括3个要素，即健康问题（P）、原因（E）、症状或体征（S）。主要有以下3种陈述方式。

1.三部分陈述

具有护理诊断名称、相关因素和临床表现这3个部分，即PES公式，多用于现存的护理诊断。

2.两部分陈述

只有护理诊断名称和相关因素，而无临床表现，即PE公式，多用于"有……危险"的护理诊断。

3.一部分陈述

只有P，这种陈述方式用于健康的护理诊断。

（四）护理诊断与医疗诊断的区别

1.使用人员不同

医疗诊断是医师使用的名词，用于确定一个具体疾病或病理状态。护理诊断是护士使用的名词，是对个体、家庭、群体或社区现存的、潜在的健康问题或生命过程反应的一种临床判断。

2.研究重点不同

医疗诊断侧重于对患者的健康状态及疾病的本质做出判断，特别是对疾病做出病因诊断、病理解剖诊断和病理生理诊断。护理诊断侧重于对患者现存的或潜在的健康问题做出判断。

3.诊断数目不同

每个患者的医疗诊断数目较少，且在疾病发展过程中相对稳定。护理诊断数目通常较多，并随患者反应不同而发生变化。

4.解决问题的方法不同

医疗诊断做出后需通过用药、手术等医疗方法解决。护理诊断是通过护理措施解决健康问题。

5.适用对象不同

医疗诊断只适用于个体情况。护理诊断既适用于个体，也适用于家庭和社区人群。

（五）护理诊断与合作性问题的区别

对护理诊断，护士需要做出一定的处理以求达到预期的结果，是护士独立采取措施可以解决的问题；合作性问题是护士需要与其他健康保健人员，尤其是与医师共同合作解决的问题。对于合作性问题，护理的措施较为单一，重点在于监测潜在并发症的发生。

（六）护理诊断的有关注意事项

（1）护理诊断的名称应使用统一的专业护理诊断名称，不允许随意编造。

（2）应用统一的书写格式。如相关因素的陈述，应统一使用"与……有关"的格式。再如，有关"知识缺乏"的护理诊断陈述格式应为"知识缺乏：缺乏……方面的知识"。

（3）陈述护理诊断时，应避免将临床表现误认为相关因素。如"疼痛：胸痛——与心绞痛有关"的陈述是错误的，正确陈述应为"疼痛：胸痛——与心肌缺血缺氧有关"。

（4）贯彻整体护理观念。护理诊断应涉及患者的生理、心理、社会各个方面。

（5）避免价值判断，如"卫生不良：与懒惰有关""知识缺乏：与智商低有关"等。

三、护理计划

制订护理计划是护理程序的第3步。当对患者进行全面的评估和分析、做出护理诊断后,应根据患者的具体病情制订和书写护理计划。护理计划的制订体现了护理工作的组织性和科学性。

(一)排列护理诊断的优先顺序

当护理对象有多个护理诊断时,需要对这些护理诊断进行排序,以便统筹安排护理工作。排序时要考虑护理诊断的紧迫性和重要性,把对护理对象生命和健康威胁最大的问题放在首位,其他的诊断依次排列。在优先顺序上将护理诊断分为以下3类。

1.首优问题

首优问题是指会威胁护理对象生命,需要及时行动解决的问题。

2.中优问题

中优问题是指虽不直接威胁护理对象生命,但也能造成其身体上的不健康或情绪变化的问题。

3.次优问题

次优问题是指与护理对象此次发病关系不大,不属于此次发病反应的问题。这些问题并非不重要,只是在安排护理工作时可以稍后考虑。

护理诊断的排序,并不意味着只有前一个护理问题完全得到解决才进行下一个护理问题,而是护理人员可以同时解决几个护理问题,只是把重点放在需要优先解决的首优问题上。

(二)确定护理目标

护理目标是指护理对象在接受护理后,期望其能达到的健康状态,即最理想的护理效果。

1.护理目标的陈述方式

(1)主语:即护理对象,也可以是护理对象的生理功能或护理对象机体的一部分。

(2)谓语:即行为动词,指患者将要完成的内容。

（3）行为标准：即护理对象完成行为动作所要达到的程度。

（4）条件状语：指主语完成某活动时所处的条件状况。

（5）评价时间：指护理对象在何时达到目标中陈述的结果。

2.护理目标的种类

（1）长期目标：是指需要相对较长的时间才能实现的目标。

（2）短期目标：是指在相对较短的时间内（几小时或几天）要达到的目标。

长期目标和短期目标在时间上没有明确的分界，有些诊断可能只有短期目标或长期目标，有些则可能同时具有长期目标和短期目标。

3.制定护理目标时应注意的问题

（1）目标主语可以是护理对象，也可以是护理对象相关的生理功能或身体的某一部分，而不是护士。

（2）一个目标中只能出现一个行为动词，否则评价时无法判断目标是否实现。

（3）目标应是可测量的、可评价的，其行为标准应尽量具体。

（4）目标应是护理范畴内的，且可通过护理措施实现。

（5）目标应具有现实性、可行性，要在护理对象能力范围内。

（三）制定护理方案

护理方案是护士为了帮助护理对象达到预期目标所采取的具体方法。护理方案的制定是建立在护理诊断所陈述的相关因素基础上，结合护理评估所获得的护理对象的具体情况，运用知识和经验做出决策的过程。

1.护理措施的类型

（1）依赖性护理措施：即执行医嘱的护理措施，如遵医嘱给药等。

（2）合作性护理措施：是护士与其他健康保健人员相互合作采取的行动。如护士与营养师等共同协商患者的营养补充方案，以纠正患者出现的"营养失调：低于机体需要量"问题。

（3）独立性护理措施：指不依赖于医师的医嘱，护士能够独立提出和采取的护理措施。

如护士通过音乐疗法或放松疗法缓解患者的疼痛问题等。在临床护理工作中，护理人员独立完成的护理措施有很多，除一些常规的独立性护理措施外，护士还需要勤于思考和创新，用科学的方法探讨更多有效的独立性护理措施。

2.制定护理方案的注意事项

（1）护理措施必须与护理目标相一致，即护理措施应是能实现护理目标的具体护理活动。

（2）护理措施应具有可行性，应结合护理对象、工作人员和医院等的具体情况而制定。

（3）护理方案的制定要以保障患者的安全为前提，要符合伦理道德要求。

（4）护理措施应与其他健康保健人员的健康服务活动相协调。

（5）护理措施应以科学理论为指导，每项护理措施都应有依据。

（6）护理措施应具体且易于执行。

（四）验证护理计划

护理计划的制订过程中，尤其是在实施之前，应对护理计划的具体内容进行不断验证，以确保措施的安全有效，且符合患者的具体情况。护理计划的验证可由制订者自己验证，也可由其他健康保健人员协助验证。护理计划只有经过反复验证，确保护理措施适合护理对象情况时，才可进入具体实施阶段。

（五）书写护理计划

护理计划制订后应作为一种医疗护理文件进行执行和保存。因此，护理计划的书写应符合医疗护理文件书写的基本要求，以确保其能在健康保健人员之间相互流通，促进教学、科研的发展，能提供护理质量检查依据，并具有法律效力。

四、护理实施

护理实施是护理程序的第4步，是执行护理计划中各项措施的过程。通过护理实施可以解决护理问题，并可以验证护理措施是否切实可行。护理实施应发生于护理计划之后，包括实施前准备、实施和实施后记录3个部分。

（一）实施前准备

要求护士在实施之前考虑与实施有关的以下几个问题。

1.做什么

在实施前应全面回顾制订好的护理计划，并且需对护理计划的内容进行进一步的整理和组织，使之得到统筹兼顾和有秩序地进行。

2.谁去做

确定哪些护理措施应由护士自己做，哪些应由辅助护士做，哪些需要指导护理对象或其家属参与完成以及哪些需与其他健康保健人员共同完成等。

3.怎么做

实施时应采用何种技术或技巧，如何按护理计划实施等，还应考虑到实施过程可能出现的问题及解决方法。

4.何时做

根据护理对象的具体情况和健康状态选择执行护理计划的最佳时间。

（二）实施

护理实施阶段是护士综合运用专业理论知识、操作技术、病情观察能力、语言表达能力、沟通技巧、协调管理能力及应变能力等执行护理计划的过程。这一阶段不仅可以解决护理对象的护理问题，也可以培养和提高护士的综合素质和能力。在实施的同时，护士对护理对象的病情及对疾病的反应进行评估，并对护理照顾的效果进行评价。因此，实施阶段还是评估和评价的过程。

（三）实施后记录

实施护理计划后，护士应对执行护理计划的过程及过程中遇到的问题进行记录。其意义在于：可以作为护理工作的阶段性总结；利于其他健康保健人员了解实施护理计划的全过程；为今后的护理工作提供经验性资料；作为护理质量评价的内容。

五、护理评价

护理评价是指护理对象的健康状态与护理计划中制定的目标进行比较并做出判断的过

程，即对护理效果的鉴定。护理评价是护理程序的最后一步，但并不意味着护理程序的结束，通过发现新问题，做出新的护理诊断和计划，或对既往的方案进行修改、补充等，可以使护理程序循环往复地进行下去。

（一）护理评价内容

（1）护理全过程的评价：包括收集资料、护理诊断、护理目标和护理措施等的评价。

（2）护理效果评价：评价护理对象目前的健康状况是否达到预期的目标。

（二）护理评价的步骤

1.制定评价标准

护理计划中制定的护理目标常常作为评价护理效果的标准。

2.收集资料

收集有关护理对象目前健康状况的主观资料与客观资料。

3.评价目标是否实现

目标的实现程度有3种情况：①目标完全实现；②目标部分实现；③目标未实现。

4.分析原因

目标部分实现或未实现的原因可以从以下方面进行分析。

（1）护理评估阶段收集的资料是否全面、确切。

（2）护理诊断是否正确。

（3）护理目标是否可行。

（4）护理措施是否得当。

（5）护理对象是否配合。

（6）是否出现了新的护理问题。

5.重审护理计划

根据护理评价后发现的问题，对护理计划进行调整，具体包括以下几点。

（1）停止：对既已达到预期目标的护理诊断，说明其护理问题已经得到解决，应及时将护理诊断停止，同时其相应的护理措施亦应停止。

（2）修订：通过护理计划的实施，护理目标部分实现或未实现时，应查找原因，然后对护理计划进行合理的修改。

（3）取消：对根本不存在或判断错误的护理诊断应尽快取消。

（4）增加：对未发现或新近出现的护理问题应及时加以补充。

第二章　护理质量管理

在质量大堤的保护下生活是美国著名质量管理学家朱兰博士提出来的。质量是人们共同追求的目标。

护理质量是做好护理工作必不可少的重要保证，是医院管理的重要组成部分。护理质量管理是护理管理的核心，坚持"质量第一"，加强护理质量管理是为患者提供更优质、高效的护理服务，推动护理学科建设的重要措施。

第一节　质量管理与护理质量管理

一、质量管理的相关概念与重要性

（一）质量概念

质量是指产品和服务的优劣程度，它是满足规定和顾客潜在需要的特征总和。它一般包含三个层次的含义：规定质量、要求质量和魅力质量。规定质量是指产品和服务达到预定标准；要求质量是指满足顾客的要求；魅力质量是指产品和服务的特征远超出顾客的期望。

随着社会的发展，人们对各种产品的需求呈现出不断增长的趋势。这种趋势不仅表现为人们需要更多的产品，而且表现为人们需要更好的产品，即人们不仅要求产品的数量，也更加注重产品的质量。

（二）质量管理的概念

质量管理是确定和建立质量方针、目标和职责，并在质量体系中通过质量策划、质量控制、质量保证和质量改进等手段来实施和实现全部管理职能的所有活动。质量工作按所处阶段的不同，可分为基础质量、环节质量和终末质量。

1.基础质量

基础质量是影响工作质量的基本要素，包括人、财、物、时间、信息。

2.环节质量

环节质量是工序和技术服务流程的质量。

3.终末质量

终末质量是实际存在的一种产品质量和服务的结果。

（三）质量管理的重要性

质量问题是一个关系到国家经济发展、企业生死存亡的战略性问题。面对越来越激烈的国际市场竞争，产品的质量问题不仅直接影响着企业的发展和生死存亡，而且代表一个国家的形象，体现一个民族的精神，反映一个民族的素质。因此，无论是一个国家还是一个企业，都应该把加强质量管理作为一个战略问题来抓。

质量的优质管理，能促进企业更快地发展，更好地为用户服务，使产品更具有竞争力，提高社会效益及经济效益，促进国家现代化建设的发展。

二、质量管理的发展史

质量管理是随着生产力水平的发展而不断完善和提高的。质量管理的发展先后经历了检验质量管理、统计的质量管理、全面的质量管理三个阶段：

（一）检验质量管理

检验质量管理是质量管理的初级阶段，这一阶段开始于20世纪初，美国的泰罗开创了科学管理时代。

由于计划与执行分离，因而出现了"检验"这一环节，对产品质量进行有组织的专职检验人员检查。这一阶段的质量管理实际上只是"事后检验"和质量评价，找出不合格产品和返修品。"事后检验"只能防止不合格产品出厂，却不能防止不合格产品产生。

（二）统计的质量管理

这一阶段质量管理的手段是利用数理统计原理，预防产生废品并检验成品的质量。质量管理的职能在方式上由专职检验人员转移给专业的质量控制工程师和技术人员担任，这标志着将"事后检验"的观念转变为预测质量事故的发生并预先加以预防的观念。

（三）全面质量管理

最早提出全面质量管理（TQC）概念的是美国通用电气公司的质量总经理菲根堡姆，1961年他出版了《全面质量管理》一书。该书强调执行质量职能是公司全体人员的责任，解决质量问题不能仅限于产品的制造过程，在产品质量产生、形成和实现过程中都需要进行质量管理，并且解决质量问题的方法是多种多样的，而不仅限于检验和数理统计方法。

20世纪60年代以来，全面质量管理的概念逐步被世界各国所接受。全面质量管理是为了保证和提高产品（服务）质量，综合运用一套质量管理体系、手段和方法所进行的系统管理活动。它把质量管理从事后检验、工序控制上升到产品质量的保证、预防、提高，直至全过程为用户服务的管理阶段。其目的是向用户提供最满意的产品和最优质的服务。全面质量管理的思想强调质量第一、用户第一、一切以预防为主、用数据说话的原则。

（四）ISO9000国际质量标准管理

ISO9000标准是以管理企业为基础而诞生的，自从1987年ISO9000质量管理与质量保证体系问世以来，已经被80余个国家和地区所采用，现在已成为国际应用最为广泛的标准之一，这一标准在我们国家也同样被采纳。ISO9000标准对设计开发、生产安装与服务进行质量管理，取得了成功，给企业带来了质量进步与良好的经济效益。

实践证明，ISO9000标准是管理学领域的一项丰硕成果，它是可以应用于诸多管理领域的质量管理与质量保证的理论体系。

在医院内实施ISO9000标准，应该经过以下基本程序：首先是医院质量管理体系的确立；其次是医院质量管理体系文件的编制；再次就是医院质量管理体系的实施与运行。由于医院之间的具体情况不同，具体的实施步骤和方法也有所不同。

但在医院内实施ISO90000族标准的目标相同，即建立一套系统的、符合ISO9000标准要求的医院的质量管理与质量保证体系。

三、护理质量管理的概念与重要性

（一）护理质量管理的概念

护理质量是指护理工作为患者提供护理技术和生活服务的效果和程度，即护理效率的高低、质量的优劣。护理质量首先是以满足患者需求为目的，建立完整的质量管理体系，一切从患者出发，保证服务过程和工作过程的质量。随着医学科学水平的不断进步，医学模式的转变，人们社会需求的多样化，对护理服务的期望值提高，护理人员要更新服务理念，改变传统的工作模式，除协助医师诊断、治疗及完成基本生活照顾外，更重要的是护理服务需要面向社会，促进健康。从生理、心理、精神、社会、文化等各个方面帮助人们提高健康水平和生命质量，护理质量的含义应包括以下几个方面：

（1）是否使患者达到了接受检查、诊断、治疗和自我康复的最佳状态。护士要主动、全面、系统地了解患者在生理、心理、社会、精神、文化等方面的整体需求。

（2）是否按护理程序实施护理工作。

（3）切实落实基础护理、专科护理、健康教育工作；护理记录真实、客观、及时、准确、完整。

（4）护理操作水平及工作效率。

（5）患者对护理服务的满意程度。

（6）是否存在护理过失。

（二）护理质量管理的重要性

1.护理质量管理是提高社会效益和经济效益的重要保证

随着医疗市场竞争的日益加剧，医疗护理质量受到人们的普遍关注，社会对医疗护理服务质量提出了更高的要求。

只有坚持一切以患者为中心，把社会效益放在第一位，用一流的技术、高质量的服务和尽可能低的成本费用，去获得患者的满意，才能在获得社会效益的同时取得经济效益。

2.护理质量管理是加强护理队伍建设的重要措施

护理质量管理强调通过培养和造就优秀的护理人才队伍，维持高质量的护理服务。重视质量教育，树立质量意识和质量创新观念，不断增强提高质量的责任感、紧迫感和危机感，使全体护理人员参加到质量管理过程中，人人重视质量，不断提高护理队伍的整体水平。

3.护理质量管理是促进护理学科发展的需要

管理者通过开展各项质量管理活动，以及通过使质量管理科学化、规范化，使护理的质量管理达到要求并获得持续改进，从而促进护理学科不断发展。

（三）护理质量管理的特点

1.特殊性

护理服务的对象主要是患者，他们除具有生物特点外，还具有社会和心理特点。在护理活动中，不同的人因其文化水平、生活水平及个性的差异，对医疗护理服务的需求也不同。护理服务对象决定了护理工作的重要性，护理过程的每个环节都关系患者的健康及生命，稍有疏忽，就会给患者带来不可挽回的损失。

2.广泛性

随着医学模式的转变，医疗护理服务的内涵在扩展，护理服务范围不断拓宽，护理服务已从医院扩展到社区，使护理质量管理范围更为广泛。随着护理技术的迅速发展，各种监护仪、呼吸机、透析机等在临床广泛应用；各种器官移植护理，如心脏、肝、肾、脾、骨髓移植等护理，对质量管理提出了更高的要求。

护理质量管理不仅包括护理业务技术管理，还包括各种抢救器材管理、药品的管理、护理制度管理、护理信息管理等。

护理管理不仅涉及病房管理，还涉及门急诊、手术室、供应室、产房、透析中心等各个部门管理，护理服务的内涵及质量管理的范围不断扩大。

3.连续性与协调性

在医院，护理人员一般占职工总人数的1/3，护理人员要与其他各部门协调配合，才能提高护理工作效率。

同时，护理工作连续性强，接触患者多，护士对患者的饮食起居、病情变化、心理状态等最了解最清楚。因此，多与医师联系，及时将患者的病情变化反馈给医师，使患者及早得到治疗及康复是十分重要的。

4.复杂性

护理质量管理涉及的人员多、环节多、范围广，构成了管理的复杂性。因此，增强全面护理质量观，建立和完善一整套与环节质量相关的监控系统十分重要。只有遵循全面质量管理的指导思想，建立健全的质量管理体系，才能保证护理质量。

（四）护理质量管理的原则

1.以患者为中心的原则

"以患者为中心"的整体护理，从护理理念到护理工作模式都发生了根本性的变化。

护理管理者应以使患者满意为目标，确保患者的需要和期望得到满足。患者是护理的中心，护理人员要具备良好的护理职业道德，熟练的技能，全面的专科知识，确保给患者提供安全、舒适、满意的护理服务。

2.预防为主的原则

预防为主就是对质量进行前馈控制，把质量控制在质量形成以前，抓好工作质量的基本环节。

在护理工作中注意寻找薄弱环节，善于发现问题，并及时采取切实可行的措施解决问题，防患于未然。

同时应加强各项规章制度的落实，尤其是护理工作中的查对制度、交接班制度、护理人员岗位责任制、安全管理制度等，重点抓新职工、进修生、实习生的岗前培训，加强质量意识的培养，在总结护理工作正反两方面的经验或教训的基础上，制定标准和实施管理。

3.数据化管理的原则

原则就是管理尽量量化，以科学的态度和方法制定出各种定性和定量标准，如分级护理合格率、护理技术操作合格率等。只有依靠数据，才能对现象的本质进行科学的统计分析、判断和预测。

4.标准化原则

护理质量标准是衡量质量的准则,是质量管理的依据,没有标准,质量就失去了衡量的尺度,也就无从进行质量管理。

应把每项护理工作环节的质量要求及其检查评定方法,制成标准化体系,并按新标准进行管理才能使护理工作的发展符合医学科学发展的规律,保证护理质量的不断提高。

5.系统化管理原则

系统化管理是运用系统论的基本思想和方法指导管理实践活动,按照系统的整体性、相关性、动态性、适应性等特征以及系统原理相应原则,解决和处理管理的实际问题。

6.实事求是的原则

质量管理要从护理实际工作出发,遵循护理工作规律,反映事物的本质,质量管理要循序渐进,不要急于求成。只有以严谨求实的态度抓好质量管理,才能不断提高护理质量和工作效率。

四、PDCA 循环

(一) PDCA 循环的概念

PDCA 循环是美国著名的质量管理专家戴明博士于 20 世纪 50 年代初提出来的,所以又称为"戴明循环",简称"戴明环"。

PDCA 循环,是计划(Plan)、实施(Do)、检查(Check)、处理(Action)的英文缩写,是一种科学的工作方法。

PDCA 循环反映了人们"认识—实践—再认识—再实践"的认识事物的客观规律。所以,PDCA 循环又是一种普遍实用的管理哲学。

(二) PDCA 循环的特点

1.循环往复

它是一个循环过程,即计划—实施—检查—处理。无论是大工程还是小工程,无论是个人事情还是单位规划,都要经过 PDCA 循环这个过程。

2.大循环套小循环，相互促进

作为一种科学的管理方法，PDCA循环适用于各项管理工作和管理的各个环节。

整个大系统要按PDCA循环展开工作，而各子系统、各环节也要按照PDCA循环展开工作，即各个环节、各个层次都有小的和更小的循环，直至个人。大循环要通过各子系统、各环节的小循环具体落实，各子系统、各环节的小循环要保证整体系统大循环的实现。

大小PDCA循环把各部门的工作有机地联系在一起，彼此协调，相互促进。

3.不断循环，不断提高

PDCA循环不是一种简单的周而复始，也不是同一水平上的循环。

每循环一次，都要解决一些问题，接着又制订新的计划，开始在较高基础上的新循环。这种螺旋式的逐步提高，使管理工作从前一个水平上升到一个更高水平。

（三）PDCA循环的步骤

PDCA循环分为4个阶段8个步骤。

1.计划阶段

它包括制定质量方针、目标措施和管理项目等计划活动，在这个阶段主要是明确计划的目的性、必要性。计划阶段包括以下4个步骤。

（1）列问题：分析现状，列出上一个护理质量PDCA循环存在的问题，并对问题进行归类、整理。

（2）找原因：对上一步骤列出的问题，进行详细分析，找出各种问题存在的原因以及影响护理质量的主要因素和次要因素。

（3）确定目标：根据上级交给的任务，对各种资料及问题进行分析，确定本次循环的管理目标。

（4）制订计划：确定目标后，要制订护理质量的详细计划。计划要详尽，指标要具体，责任要明确。

2.实施阶段

实施执行是管理循环第五个步骤，也是管理循环的关键。要按照计划和实施方案组织实施，落实工作时间、数量、质量，明确对各部门和个人的要求。在 PDCA 循环中寻找、摸索、对比、判断，从而排除各种困难，收到实效。

3.检查阶段

检查是管理循环的第六个步骤，这是对已实施任务的检查、验收阶段。

要根据实施方案，进行检查，重点是根据原始记录、统计资料、有关标准检查，把实际完成任务情况与预期目标对比，分析进展情况，并对检查结果提出初步意见。

4.处理阶段

此阶段包括 PDCA 循环的第七、第八个步骤（第四阶段的第一步、第二步）。

第七个步骤把检查的情况进行标准化，依据总结出的经验教训，制定有关制度，采取相应措施，防止类似问题发生，以便巩固已有成果。处理遗留问题是 PDCA 循环的第八步（第四阶段的第二步）。这一步骤要把 PDCA 循环中的问题归类小结，转入下一循环。

PDCA 循环是一种科学、有效的管理方法。护理管理职能部门根据医院工作总目标，制定全院护理工作目标、总体规划和具体工作计划，各护理单元制订年工作计划、季计划、月计划、周重点。

护理部按照所制订的计划要求对达标程度进行有目的的检查，将检查结果及时反馈给临床，并定期召开质量分析会找出其原因，纠正工作偏差，以便指导下一步的工作。

这种动态循环的管理办法，就是全面的质量管理在护理工作中的实施，对提高护理质量起到了重要的作用。

五、影响护理质量的因素

护理质量是体现护理人员的理论知识、技术水平、护理效果、工作责任心的总和。它由基础质量（又称要素质量）、环节质量和终末质量构成。影响护理质量的因素有很多，主要有以下几种。

（一）人员素质

人员素质及行为表现是影响医疗护理质量的决定因素。护理人员具备良好的综合素质，是提高护理质量的最重要因素。合理的人力配备和护理人员的有效使用，是保证服务质量的前提。

（二）护理技术

护理技术主要包括护理理论水平、临床经验、操作技能、接受和理解能力以及护理队伍的整体水平，护理业务水平的高低直接影响着护理质量。

（三）器械设备

器械设备是否完善、是否处于良好的备用状态，急救物品是否完好，药品物资管理是否符合标准，生活物质、后勤保障工作及仪器设备是否现代化等，也间接地影响着护理质量。

（四）环境设施

病房布局是否合理，病床单元是否安全、整洁、舒适，消毒隔离设施是否完善，患者就医流程是否方便、快捷、安全等。

（五）时限

时间因素也是影响护理质量的主要因素，尤其对重危患者的抢救，必须及时、准确、争分夺秒。提高病床周转率，加大病床使用率，缩短平均住院日等，是提高医疗护理质量的具体体现。

（六）其他因素

如社会环境因素。

第二节 护理质量标准

一、护理质量标准的基本概念

（一）标准和标准化的概念

1.标准的概念

标准是判定事物的准则，是技术工作与管理工作的依据。标准是一种权威性规定，具有约束力，是医疗护理质量的保护性和促进性因素。

2.标准化的概念

标准化一般指制定标准、贯彻标准以及修订标准的整个过程。标准化有多种形式，如简化、统一化、系列化、组合化等。

（二）标准化管理

标准化管理是在护理管理中比较全面系统地将标准化贯穿于管理全过程的一种管理手段或方法。它将标准付诸实践，并在理论（标准）与实践（标准化）的过程中不断深化。所以，标准化管理的显著特点是要吸收最新的管理理论和方法，实施科学的管理，进行标准化建设。

（三）护理质量标准化管理

护理质量标准，是指在护理质量管理过程中，以标准化的形式，根据护理工作内容及特点、流程、管理要求、护理人员及服务对象的特点，以患者满意为最高标准，制定护理人员严格遵循和掌握的护理工作准则、规定、程序和方法。要搞好护理质量标准化管理，必须制定科学的适合本医院护理工作的质量标准。

二、护理质量标准的意义与重要性

（一）护理质量标准的意义

护理质量标准是衡量护理质量的准则，是质量管理的依据，没有标准就不可能有质量管理。

标准化是医院科学管理的基础，也是进行全面质量管理的重要环节。因此，应将医院护理工作各部分的质量要求及检查评定制度制定成具有先进性、科学性、合理性、实用性的标准，并形成标准化体系，才能达到真正的质量管理要求。

（二）护理质量标准的重要性

1.护理质量标准是保证护理工作正常进行的重要手段

它明确了护理人员在护理技术活动中应遵循的技术准则与程序方法，规范了护理人员的职责，使各项护理工作有章可循，是质量管理活动的依据和准则。

2.护理质量标准是护理服务质量的保证和促进因素

各医院严格的护理质量标准对护理人员的服务提出了要求，达到标准的过程本身就是保证质量的过程。它能有效减少护理工作中的过失行为，提高工作效率，减少人力、物力等资源的浪费，从而提高护理质量。

3.护理质量标准是护理教学和科研的重要依据

护理质量标准能促进护理业务技术水平的提高，有利于护理教学和科研工作的开展。它明确护理人员的业务培训目标，对于促进护理学科的发展和提高护理人员的整体素质具有重要意义。

三、护理质量标准化管理的原则

（一）科学性原则

科学性即要求各项标准必须能反映护理工作的规律和要求，符合护理质量的管理规律和发展规律。同时，还要制定有科学的贯彻实施、检查、考核、奖惩等质量标准的方法，才能使标准的管理发挥应有的作用。

（二）实用性原则

各类标准一定要能测量和控制，通过实施能够达到预期目标。各项标准应具有稳定性和客观性，符合工作实际，具有可操作性。

（三）预防为主原则

护理服务的对象是人，所以要按照质量标准形成的规律进行管理。在制定标准和实施管理时，要认真总结护理工作正、反两方面的经验和教训，防患于未然，预见性地防止护理过失行为发生。

（四）目的性原则

制定标准必须目标明确，针对制定标准的不同目的，制定不同种类的标准。目的性原则是护理质量标准化管理的起码内容，开始制定就要考虑制定的目的是什么，什么时间达到什么目的。其效果有的可以在短期内或局部范围内体现，多数要在长期内或整体范围内才能体现。

（五）系统性原则

全面质量管理体现了系统性和统一性的原则，要求每个护理人员从护理工作的整体出发，部分服从整体。

护理质量管理标准应该是个人工作标准服从科室标准，科室标准服从医院标准，医院标准服从行业和国家标准。

（六）最大自由度原则

最大自由度原则是质量标准的重要原则之一，是指统一制定的标准，要为专业技术发展留有最大自由度，不能妨碍其健康发展。标准不能太细太死，最大自由度是管理上的弹性表现，能激发护理人员贯彻执行标准的积极性，推动护理学科发展。

（七）效益性原则

标准是质量的基础，质量是效益的基础。在制定标准时，应考虑到在医院的可行性、持久性、管理的成本性。

（八）数据化管理原则

现代质量管理要求"用数据说话"。在制定数据标准时，应进行大量的调查研究，以调查分析的结果来找出定性和定量的标准，如压疮发生率，基础护理合格率，护理技术操作合格率等。

（九）不断改进性原则

坚持不断改进的原则，使标准适应医疗护理质量管理的发展，满足患者的需要。

要注意明确改进的目的，找问题，查原因，制定措施，要以经济效益和患者满意程度来衡量不断改进的必要性和重要性。

四、护理质量标准的分类

（一）护理质量标准的分类方法

护理质量标准目前没有固定的分类法。我国护理质量标准主要有以下几种分类方法。

1.根据使用范围

护理质量标准包括护理管理质量标准、护理技术操作质量标准、护理文件书写质量标准及临床护理质量标准。

2.根据管理期望

护理质量标准分为两类，即规范式标准和经验式标准。

3.根据管理过程结构

护理质量标准分为结构（基础）质量标准、过程（环节）质量标准、结果（终末）质量标准。

4.根据使用的目的

护理质量标准分为方法性标准和衡量性标准。

（二）常用护理质量标准

1.护理技术操作质量标准

护理技术操作包括基础护理技术操作和专科护理技术操作。

（1）计算公式：

护理技术操作合适率=考核护理技术操作合格次数/考核护理技术操作总次数×100%

（2）技术操作质量标准分为三个部分，即准备质量标准（包括护理人员和患者的准备、环境的准备、用物的准备）、环节质量标准（操作过程的各个步骤）、终末质量标准（操作完成后达到的效果）。

2.护理管理的质量标准

病房、门诊、急诊室、手术室、产房等是护理部门的基本单位，这些部门的护理质量直接关系到全院的护理质量，因此对全院各个基本单位及各级护理人员都应有相应的质量标准要求，以达到组织管理科学化、工作制度化、操作规范化、布局规格合理化。

3.护理文件书写的质量标准

护理文件书写是反映护理工作质量，护理人员的工作素质及专业水平的重要标志之一，内容包括体温单、医嘱单、护理记录单等。

2002年颁布的《医疗事故处理条例》中规定，体温单、医嘱单、护理记录作为病历的客观记录资料，患者可复印并具有法律效应。

五、护理质量评价

护理质量评价是护理管理中重要的一环,是一种有计划、有目的、有组织、有内容的质量检查活动,是衡量护理工作目标完成的程度和护理效果的判断过程,是一项复杂的工作。它包括四个内容:制定目标、阐明目标取得进展的客观标准、测量进展的程度以及对今后工作的建议。

（一）护理质量评价的指标

1.效率指标

这类指标主要反映护理工作数量,如出、入院患者数,门诊人数,平均住院日,床位使用率,特护、一级护理人（次）数,抢救患者次数,抢救成功率等。

2.质量指标

这类指标主要反映护理工作质量,包括护理技术操作合格率,特护、一级护理合格率,基础护理合格率,护理文件书写合格率,压疮发生率,患者对护理工作满意率等。

将护理工作效率指标评价和质量指标评价相结合,也是将质量管理与经济效益相结合。

任何质量管理方式,离开效益谈管理都没有实际的价值,现代管理就是要走质量效益型道路。这样才有利于降低患者的医疗成本,为患者提供高效优质的护理服务。

（二）护理质量评价的目的及原则

1.目的

（1）根据提供服务的数量、质量、效益来全面评价患者对护理需要的满足程度,未满足的原因及影响因素,为管理者提供参考。

（2）通过评价、对照标准,找出工作中的差距,及时进行质量改进,以保证和更进一步提高护理质量。

2.原则

（1）实事求是原则:评价应建立在以事实为依据的基础上,以科学的态度认真分析和比较。评价的标准应符合客观实际,确保评价对象能接受,经得起实际工作的检验。

（2）可比性原则:对比要在双方水平、等级相同的人员中进行,制定标准适当要从社会、环境、人等各方面因素考虑。

（3）避免片面性和局限性原则：随机抽样是科学获取基本数据和信息的方法，可通过样本量推测和分析整体质量状况，并可避免片面性和局限性。

（4）以患者需要和满意为原则：患者满意是现代护理质量控制的最高标准，评价时要充分考虑患者的需要，做好持续的质量改进。

3.评价人员的条件

（1）评价人员必须具有护理管理水平，并能善于发现问题，提出改进措施。

（2）有丰富的护理业务知识和工作经验，并熟练掌握各项护理质量评价标准，包括护理改革中的新制度等，以使护理评价准确、科学。

（3）有良好的品德修养，评价者必须树立正确的动机，善于发现问题，掌握原则，实事求是，以严肃认真的态度进行评价。

（4）有正确的工作方法，评价者需诚挚待人，耐心听取意见，掌握正确的交流技巧，客观地收集反馈，了解真实情况，做出公正结论，以利于做出准确的评价。

（三）护理质量评价的方式

1.护理部—科护士长—护士长三级质控组织

我国多数医院的护理质量评价采用这种方式来进行，通常是护士长自查，护理部组织，科护士长互查互评。

2.质量控制组

一般由科护士长、护士长或具有高级职称的护理人员进行定期或不定期质量评价。

3.质量分级管理评定委员会

由各级卫生行政领导部门组织有关专家，按评审标准组成医院联合评定组织，进行评价。

4.新闻媒介的评价（舆论评价）

这是一种逐渐规范的院外评价方法。

5.满意度评价

它包括来自部门内部和患者两方面的满意度调查情况。

（四）护理质量评价的内容

护理质量评价的内容分为结构评价、过程评价（环节质量评价）和结果评价（终末质量评价）。过程评价适用于护理管理的计划阶段和实施阶段；结果评价是反映护理活动前后的变化和最终效果。

1.评价护理人员的工作情况

（1）素质质量：即结构评价，包括对护士的基本条件、基本素质（政治素质、业务素质、职业素质）、工作绩效进行评价。

（2）行为质量：属于环节质量评价，是对护理人员实际工作全过程的评价，可采用明察暗访的形式，也可采取问卷、开座谈会的形式获得患者或其他工作人员对护士行为的评价资料，有利于指导护理行为，提高护理效果。

（3）结果质量：是对护理人员服务结果的评价，并可通过信息反馈，指导护理人员明确完成护理任务的具体要求，指导和改进工作。

（4）综合评价：将几方面的标准综合起来，全面评价。

2.评价护理质量

它由三个方面组成，即基础质量评价、环节质量评价和终末质量评价。

（1）基础质量评价：即要素质量评价，主要指执行护理工作的基本条件，包括组织机构、人员设备、环境设施等，是护理质量评价的基础环节。

（2）环节质量评价：主要是对护理过程中各环节操作程序、管理环节的评价，包括开展整体护理情况、执行医嘱准确率、观察病情及治疗反应、护理文件书写、与后勤及医技部门的协调关系情况等。环节质量评价常用定量评价指标，如护理技术操作合格率、基础护理合格率等。

（3）终末质量评价：即护理结果评价，是评价护理活动的最终效果。

要素质量评价、环节质量评价、终末质量评价是不可分割的，一般采用三者相结合的方式来评价，即综合评价。评价结果所获信息经反馈，纠正偏差，达到质量控制的目的。

（五）护理质量评价的结果分析

根据使用目的和具体条件，可采用不同的方式进行护理质量评价的结果分析。建立有效的统计系统，准确收集全院各科室、各部门的工作情况，经过整理、分析，提供医院护理管理情况。

1.统计表

统计表是表达统计分析结果的表格，能简明扼要地将统计结果编排在表格里，有便于阅读分析、比较的优点。制表原则：简单明了；避免烦琐；项目排列合理；标题要标出主题思想和目的性；标目用以指明数字含义，分横标目和纵标目，是设计统计表的关键。标目层次一般不超过3层，即上下边线和表头与表身的分界线。

2.统计图

采用统计图，可将统计资料形象化，利用线条高低或面积大小来代表数量，具有形象生动、通俗易懂、便于理解、容易分析的优点，使计算机的信息处理功能得到充分发挥，复杂的质控数据处理变得简单、快捷准确。利用计算机处理系统制表绘图，可以将各种复杂的数学计算变得较为简单。

（1）直条图（长条图）：用条的长短来表示数量的多少，显示它们的对比关系。直条图有单式、复式和分段三种。

（2）主次因素排列图：又称Pareto或主次因素分析图。运用它可以找出和表示"关键的少数和次要的多数"的关系，是从影响工作质量的许多因素中找出主要影响因素的一种有效、简单的方法，是选择管理工作中关键问题的一种有力工具。

（3）因果分析图：又称特殊要因图，如树枝图、鱼刺图、石川图等，是将导致不良后果的原因一一列举，通过带箭头的线将质量问题与原因之间的关系表示出来。

（4）控制图：在质量管理的常用统计工具中，控制图是核心。控制图的基本思想就是要把控制的质量特性值用点描在图上，若点全部落在上下控制界限内，且没有什么异常状况时，就可判断生产过程处于控制状况。否则，就应根据异常情况查明原因并设法排除。通常，点越过控制线就是报警的一种方式。

第三章 内分泌系统疾病的护理

第一节 生长激素缺乏症的护理

生长激素缺乏症（growth hormone deficiency，GHD）又称垂体性侏儒症（pituitary dwarfism），是由于垂体前叶合成和分泌的生长激素（growth hormone，GH）部分或完全发育障碍性疾病。患儿身高处在同年龄、同性别正常健康儿童生长曲线第3百分位数以下或低于平均数减2个标准差，符合矮小症标准。GHD发生率为（20~25）/10万，男女之比为3∶1，大多为散发性，少数为家族性遗传。

一、病因

根据下丘脑-生长激素-胰岛素样生长因子轴功能缺陷，可分为原发性GHD、继发性GHD和暂时性GHD。其主要病因有如下几种。

1.原发性GHD

原发性GHD占绝大多数。其原因有遗传因素、下丘脑-垂体功能障碍和垂体发育异常。

（1）遗传因素：约占5%，称为遗传性生长激素缺乏症（HGHD）。人生长激素基因簇位于17q22~q24，有5个外显子和4个内含子，是由编码基因 GH_1 和 $CSHP_1$、CSH_1、GH_2、CSH_2 等组成的长约55kb的DNA链。由 GH_1 基因缺乏所导致的GHD称为单纯性生长激素缺乏症（IGHD），而由垂体 $Pit-1$ 转录因子缺陷所致者，临床表现为多种垂体激素缺乏。IGHD按遗传方式分为Ⅰ（AR）、Ⅱ（AD）、Ⅲ（X连锁）3型。此外，还有少数矮身材儿童是由于GH分子结构异常、GH受体缺陷（Laron综合征）或胰岛素样生长因子（insulin-like growth factor，IGF）受体缺陷（非洲Pygmy人）所致，临床症状与GHD相似，但呈现GH抵抗或IGF-1抵抗，血清GH水平不降低或反而增高，是较罕见的遗传性疾病。

（2）下丘脑-垂体功能障碍：这类患儿下丘脑、垂体无明显病灶，但 GH 分泌功能不足。这是生长激素缺乏的主要原因。因神经递质-神经激素信号传导途径的缺陷，导致生长激素释放激素（GHRH）分泌不足而致的身材矮小者称为生长激素神经分泌功能障碍（GHND），这类患儿的 GH 分泌功能在药物刺激试验中可能表现正常。由于下丘脑功能缺陷所造成的 GHD 远较垂体功能不足导致者为多。

（3）垂体发育异常：GHD 患儿中证实有垂体不发育、发育异常或空蝶鞍等均可引起生长激素合成和分泌障碍，其中有些伴视-隔发育不全（septo-optic dysplasia）、唇裂、腭裂等畸形，合并有脑发育严重缺陷者常在早年夭折。

2.继发性 GHD

多为器质性，常继发于：

（1）肿瘤，下丘脑、垂体或其他颅内肿瘤，如颅咽管瘤、神经纤维瘤、错构瘤等。

（2）放射性损伤，下丘脑、垂体肿瘤放疗后。

（3）头颅创伤和感染，产伤、手术损伤、颅底骨折和颅内感染等，其中产伤是国内 GHD 的最主要的病因。此外，垂体的发育异常，如不发育、发育不良或空蝶鞍，其中有些伴有视-隔发育不全、唇裂、腭裂等畸形，均可引起生长激素合成和分泌障碍。

3.暂时性 GHD

体质性青春期生长发育延迟、社会心理性生长抑制、原发性甲状腺功能减退等均可造成暂时性 GH 分泌功能低下，在外界不良因素消除或原发疾病治疗后即可恢复正常。

二、发病机制

GH 是由垂体前叶嗜酸粒细胞合成和分泌，含 191 个氨基酸组成的单链多肽，分子量 22 kD，属非糖基化蛋白质激素，半衰期为 15~30 分钟。在血液循环中，大约 50% 的 GH 与生长激素结合蛋白（GHBP）结合，以 GH-GHBP 复合物的形式存在。胎龄 3 个月后，垂体开始分泌 GH；至 12 周时，GH 血浓度可达 60 μg/L；30 周时达 130 μg/L；以后逐渐下降至出生时的 30 μg/L；出生后 2~3 周，血清 GH 进一步下降，出生后 2 个月开始出现分泌节律。GH 分泌呈脉冲式释放，昼夜波动大，在分泌低谷时，常难以测到，一般在夜间深睡眠的早期分泌最高，白天空腹时和运动后偶见分泌高峰。儿童期每日 GH 分泌量超过成人，在青春期更为明显。

GH 的释放受下丘脑分泌的 GHRH 和生长激素抑制激素（GHIH）的调节。GHRH 是含有 44 个氨基酸残基的多肽，促进垂体 GH 分泌细胞合成分泌 GH；GHIH 是环状结构的 14 肽，抑制 GH 的分泌作用。垂体在这两种多肽的相互作用下以脉冲方式释放 GH，而中枢神经系统则通过多巴胺、5-羟色胺和去甲肾上腺素等神经递质调控着下丘脑 GHRH 和 GHIH 的分泌。

GH 可以直接作用于细胞发挥生物效应，但其大部分功能必须通过 IGF 介导。人体内有 IGF-1 和 IGF-2 两种 IGF。单链多肽 IGF-1 的分泌细胞广泛存在于肝、肾、肺、心、脑和肠等组织中，其合成主要受 GH 的调节，亦与年龄、营养和性激素水平等因素有关。合成的 IGF-1 多以自分泌或邻分泌方式发挥其促生长作用。IGF-2 的作用尚未阐明。血液循环中 95% 的 IGF-1（肝脏合成）与胰岛素样生长因子结合蛋白 3（IGFBP-3）结合输送到外周组织发挥作用，其水平相对稳定，无明显脉冲式分泌和昼夜节律变化，能较好地反映 GH 的分泌状态。软骨细胞、成纤维细胞、肌肉细胞、血管内皮细胞均存在 IGF 受体。

GH 的基本功能是促进生长，同时是体内代谢途径的重要调节因子，调节多种物质代谢。①促生长效应，促进人体各种组织细胞增大和增殖，使骨骼、肌肉和各系统器官生长发育，骨骼的生长引起身体长高。②促代谢效应，GH 的促生长作用的基础是促合成代谢，可促进水和矿物质代谢；促进氨基酸的转运、摄取和蛋白质的合成；促进脂肪组织分解和游离脂肪酸的氧化生酮过程；调节糖代谢，促进肝糖原分解，减少外周组织对葡萄糖的利用，降低细胞对胰岛素的敏感性，使血糖升高；促进骨骼软骨细胞增殖并合成含有胶原和硫酸黏多糖的基质。当下丘脑-垂体功能障碍或靶细胞对 GH 无反应时均可造成生长、代谢异常。

三、临床表现

1.原发性 GHD

部分患儿出生时有难产史、窒息史或者胎位不正，以臀位、足位产多见。患儿出生时身高和体重均正常，5 个月开始出现生长缓慢，1~2 岁明显，2~3 岁后才引起注意。

（1）生长障碍：其外观明显小于实际年龄，面容幼稚（娃娃脸），手足较小，身高落后比体重低下更为严重，学龄期身高年增长不足5 cm，身高低于同年龄、同性别正常健康儿童生长曲线第3百分位数以下（或低于平均数减2个标准差）。

（2）骨成熟延迟：出牙及囟门闭合延迟，由于下颌骨和颏骨发育不良，恒牙排列不齐。骨化中心发育落后，骨龄落后于实际年龄2岁以上。

（3）青春期发育延迟。

（4）智力正常。

（5）伴随症状：部分患儿同时伴有一种或多种其他垂体激素缺乏，这类患儿除生长迟缓外，尚有其他伴随症状。如伴有促肾上腺皮质激素（ACTH）缺乏者容易发生低血糖症状；伴有促甲状腺激素（TSH）缺乏者可有食欲不振、不爱活动等轻度甲状腺功能不足的症状；伴有促性腺激素缺乏者性腺发育不全，出现小阴茎（拉直的阴茎长度小于2.5 cm），至青春期仍无性器官和第二性征发育等。

2. 继发性GHD

可发生于任何年龄，并伴有原发疾病的相应症状。如围生期异常情况导致者，常伴有尿崩症；颅内肿瘤导致者则多有头痛、呕吐、视野缺损等颅内压增高和视神经受压迫等症状和体征。

四、辅助检查

1. 血清GH测定

白天随机取血测血清GH无诊断价值。临床上，对怀疑GHD儿童多采用药物激发试验判断垂体分泌GH功能，常用药物激发剂有胰岛素、精氨酸、左旋多巴、可乐定。生长激素缺乏症的诊断依靠GH测定。生理试验系筛查试验，药物试验为确诊试验。由于各种药物激发GH释放途径不同，其敏感性、特异性亦有差异，故通常采用至少2种作用途径不同的药物进行激发试验才能作为判断的结果。多选择胰岛素加可乐定或左旋多巴试验。一般认为生理试验GH的峰值<10 μg/L即为分泌功能不正常。药物刺激试验GH的峰值<5 μg/L，为GH完全缺乏症；GH峰值5~10 μg/L，为GH部分缺乏；GH峰值≥10 μg/L

为正常GH反应。对于年龄较小的儿童，尤其空腹时有低血糖症状者，胰岛素刺激试验要特别小心，因其易引起低血糖、惊厥等严重反应。此外，若需区别病变部位是在下丘脑还是在垂体，需做GHRH刺激试验。

2.血24h GH分泌谱测定

正常人GH峰值与基值差别很大，24h的GH分泌量可以比较准确地反映体内GH分泌状态，尤其是对GHND患儿，其GH分泌功能在药物刺激试验可为正常，但其24h分泌量则不足，夜晚睡眠时的GH峰值亦低。但该方法烦琐，抽血次数多，不易为患儿接受。

3.血清IGF-1、IGFBP-3测定

IGF-1、IGFBP-3与GH水平呈一致关系，是检测下丘脑-生长激素-胰岛素样生长因子轴功能的指标。IGF-1浓度与年龄、性别有关，青春期达高峰，女童比男童早两年达高峰，亦受其他内分泌激素和营养状态影响。目前，一般可作为5岁到青春发育期前儿童GHD筛查指标。另外，IGF-1可监测GH治疗后的反应，并具有一定的鉴别诊断意义。如该患儿GH刺激试验中GH峰值正常，而IGF-1低下，但在注射外源性GH后，IGF-1升高，生长速率加快，提示患儿GH分子有变异；如IGF-1不升高，生长不加速，则提示可能GH受体缺陷。

4.其他

如X线检查，常用左手腕、掌指骨片评定骨龄，GHD患儿骨龄落后于实际年龄2岁或2岁以上；对确诊为GHD的患儿，根据需要做头颅侧位摄片、CT扫描、MRI检查，有助于明确病因；根据临床表现可选择测定TSH、三碘甲腺原氨酸（T_3）、甲状腺素（T_4）、促甲状腺素释放激素（TRH）刺激试验和促性腺激素释放激素（GnRH）刺激试验以判断下丘脑-垂体-甲状腺轴和性腺轴的功能。

五、治疗要点

主要采用基因重组人生长激素（recombinant human growth hormone，rhGH）替代治疗。

1.生长激素替代治疗

基因重组人生长激素已被广泛应用，目前，多采用0.1U/kg，每日睡前皮下注射一次，治疗持续至骨骺愈合为止。

2.生长激素释放激素治疗

下丘脑功能缺陷、GHRH 释放不足的 GHD 患儿可用 GHRH 治疗。对生长激素神经分泌功能障碍（GHND）疗效较好，对垂体性 GH 缺乏患儿无效。

3.性激素治疗

对同时伴有性腺轴功能障碍的 GHD 患儿，在骨龄达 12 岁时即可开始用性激素治疗，以促使第二性征发育。男孩用长效庚酸睾酮，每月 25 mg 肌内注射一次，每 3 个月增加 25 mg，直至 100 mg。女孩用炔雌醇 1~2 μg/d，或妊马雌酮，剂量自 0.3 mg/d 起，酌情增加剂量，同时需监测骨龄。

六、护理诊断/合作性问题

1.生长发育迟缓

与生长激素缺乏有关。

2.自我概念紊乱

与生长发育迟缓有关。

七、护理措施

1.指导用药，促进生长发育

生长激素替代疗法在骨骺愈合以前均有效，治疗起始年龄越小，效果越好。应为患儿及家长提供有关生长激素替代治疗的信息和相关教育资料，用药期间应严密随访骨龄发育情况。在用 rhGH 治疗过程中可出现甲状腺素缺乏，故须监测甲状腺功能，必要时进行甲状腺素补充治疗。应用 rhGH 治疗期间还应注意观察其他不良反应：

（1）注射局部红肿，与 rhGH 制剂纯度不够以及个体反应有关，停药后可消失。

（2）少数注射后数月会产生抗体，但对促生长疗效无显著影响。

（3）暂时性视乳头水肿、颅内高压等，较少见。

（4）股骨头骺部滑出和坏死，发生率较低。

有资料显示，rhGH 治疗可增加肿瘤发生、复发的风险和导致糖尿病的发生，对恶性肿瘤或有潜在肿瘤恶变者、严重糖尿病患者禁用 rhGH。rhGH 治疗前行常规头颅 MRI 检查，排除颅内肿瘤。rhGH 治疗前及治疗过程中均需要定期监测血糖、胰岛素水平，必要时行口服葡萄糖耐量试验（OGTT），排除糖尿病和糖耐量异常。

2.为患儿及其家庭提供支持

运用沟通交流技巧，与患儿及其家人建立良好信任关系。鼓励患儿表达自己的情感和想法，提供其与他人及社会交往的机会，帮助其正确地看待自我形象的改变，树立正向的自我概念。

第二节　先天性甲状腺功能减退症的护理

先天性甲状腺功能减退症（congenital hypothyroidism），简称先天性甲减，是由于甲状腺激素合成或分泌不足所引起的疾病，又称"呆小病"或"克汀病"，是小儿最常见的内分泌疾病。根据病因可分为两类：①散发性，系由先天性甲状腺发育不良、异位或甲状腺激素合成途径中酶缺陷所造成，发生率为（14~20）/10万。②地方性，多见于甲状腺肿大流行的山区，是由于该地区水、土和食物中碘缺乏所致，随着我国新生儿疾病筛查的推广和碘盐的食用普及，其发病率明显下降。

一、病因

（一）散发性先天性甲状功能腺减退症

1.甲状腺不发育、发育不全或异位

甲状腺不发育、发育不全或异位是造成先天性甲减最主要的原因，约占90%，亦称原发性甲减。多见于女孩，女∶男=2∶1，其中1/3病例为甲状腺完全缺如，其余为甲状腺发育不全或在下移过程中停留在异常部位形成异位甲状腺，部分或完全丧失其功能。造成甲状腺发育异常的原因尚未阐明，可能与某些在甲状腺胚胎发育和分化中发挥作用的基因变化有关。

2.甲状腺激素合成障碍

甲状腺激素（thyroid hormone，TH）合成障碍多为常染色体隐性遗传病，是导致甲状腺功能减退的第2位常见原因，亦称家族性甲状腺激素生成障碍。甲状腺激素合成和分泌过程中酶（过氧化物酶、偶联酶、脱碘酶及甲状腺球蛋白合成酶等）的缺陷导致甲状腺素水平低下。

3.促甲状腺激素缺乏

促甲状腺激素（TSH）缺乏亦称下丘脑-垂体性甲减或中枢性甲减，是因垂体分泌TSH障碍而引起的，常见于特发性垂体功能低下或下丘脑、垂体发育缺陷，其中因下丘脑TRH不足所致者较多见。TSH单一缺乏者少见，常与GH、催乳素（PRL）、黄体生成素（LH）等其他垂体激素缺乏并存，是由于位于3p11的 *Pit-1* 基因（垂体特异性转录因子）突变所引起，临床上称为多种垂体激素缺乏症（MPHD）。

4.甲状腺或靶器官反应低下

前者是由于甲状腺细胞质膜上的GSα蛋白缺陷，使cAMP生成障碍，从而对TSH无反应；后者是末梢组织β-甲状腺受体缺陷，从而对T_3、T_4不反应。两者均为罕见病。

5.母亲因素

母亲在妊娠期服用抗甲状腺药物或母亲患自身免疫性疾病，存在的抗甲状腺抗体，均可通过胎盘影响胎儿，引起暂时性甲减。

（二）地方性先天性甲状腺功能减退症

多因孕妇饮食缺碘，致胎儿在胚胎期即因碘缺乏而导致甲状腺功能减退，可造成不可逆的神经系统损害。

二、甲状腺生理和病理生理

甲状腺的主要功能是合成T_4和T_3。TH的主要原料为碘离子和酪氨酸，碘离子被摄取进入甲状腺上皮细胞后，经一系列酶的作用，与酪氨酸结合成一碘酪氨酸（MIT）和二碘酪氨酸（DIT），两者在缩合酶的作用下偶联缩成T_3和T_4。这些合成步骤均在甲状腺滤泡上皮细胞合成的甲状腺球蛋白（TG）分子上进行，并形成胶质小滴。

TH的合成与释放受下丘脑分泌的TRH和垂体分泌的TSH控制,而血清中的T_4可通过负反馈作用降低垂体对TRH的反应性,减少TSH的分泌。T_3、T_4释放入血后,约70%与甲状腺素结合球蛋白(TBG)相结合,少量与前白蛋白和白蛋白结合,仅0.03%的T_4和0.3%的T_3为游离状态。正常情况下,T_4的分泌率较T_3高8~10倍;T_3的代谢活性为T_4的3~4倍;机体所需的T_3约80%是T_4在周围组织经5'-脱碘酶作用转化而来。

TH加速细胞内氧化过程,促进新陈代谢,提高基础代谢率;促进蛋白质合成,增加酶活性;提高糖的吸收和利用;加速脂肪分解、氧化;促进细胞组织的分化、成熟;促进钙、磷在骨质中的合成代谢和骨、软骨的生长;促进中枢神经系统的生长发育,特别是胎儿期TH缺乏将造成脑组织严重损害;参与各种代谢,使维生素B_1、维生素B_2、维生素B_3、维生素C的需要量增加,促进胡萝卜素转变成维生素A及维生素A生成视黄醇;能增强β-肾上腺素能受体对儿茶酚胺的敏感性,加速心跳和增加心排血量等。因此,当甲状腺功能不足时,可引起代谢障碍、生理功能低下、生长发育迟缓、智能障碍等。TH分泌过多时,可致肌肉神经应激性增高,出现震颤;也可致食欲亢进,肠蠕动增加,大便次数多,但性质正常。TH分泌不足时,常有纳差、腹胀、便秘等。

三、临床表现

甲状腺功能减退症的症状出现的早晚及轻重程度与残留甲状腺组织的多少及甲状腺功能减退的程度有关。先天性无甲状腺或酶缺陷患儿在婴儿早期即可出现症状,甲状腺发育不良者常在出生后3~6个月时出现症状,偶有数年之后才出现症状者。患儿的主要临床表现为智能落后、生长发育迟缓、生理功能低下。

1.新生儿期

患儿常为过期产,出生体重常大于第90百分位数,身高和头围可正常,前囟、后囟大;胎粪排出延迟,出生后常有腹胀、便秘、脐疝,易被误诊为先天性巨结肠;生理性黄疸期延长(>2周);患儿常处于睡眠状态,对外界反应低下,肌张力低,吮奶差,呼吸慢,哭声低且少,体温低(常<35℃),四肢冷,末梢循环差,皮肤出现斑纹或有硬肿现象等。

2.幼儿和儿童期

多数先天性甲减患儿在出生半年后出现典型症状。

（1）特殊面容和体态：头大，颈短，面部臃肿，眼距宽，鼻梁宽平，唇厚舌大、舌外伸。毛发稀疏、无光泽。身材矮小，躯干长而四肢短小，上部量/下部量＞1.5，腹部膨隆，可有脐疝。

（2）神经系统症状：智能低下，记忆力、注意力下降。表情呆板、反应迟钝，嗜睡，严重者可产生黏液性水肿、昏迷；运动发育迟缓，如会翻身、坐、立、走的时间都延迟。

（3）生理功能低下：精神差、安静少动，对周围事物反应少；肠蠕动慢、纳差、腹胀、便秘、胃酸减少；声音嘶哑，体温低、怕冷，脉搏、呼吸缓慢，心音低钝，肌张力低；可伴心包积液，心电图示低电压、PR间期延长、T波平坦等改变。

3.地方性甲减

因在胎儿期碘缺乏而不能合成足量甲状腺激素，影响中枢神经系统发育。临床表现为两种不同的症候群，但可相互交叉重叠。

（1）"神经性"综合征：以共济失调、痉挛性瘫痪、聋哑、智能低下为特征，但身材正常，甲状腺功能正常或轻度减低。

（2）"黏液性水肿"综合征：以显著的生长发育和性发育落后、智能低下、黏液性水肿为特征。血清T_4降低、TSH增高。约25%患儿有甲状腺肿大。

4.TSH和TRH分泌不足

患儿常保留部分甲状腺激素分泌功能，因此临床症状较轻，但常有其他垂体激素缺乏的症状，如低血糖、小阴茎、尿崩症等。

四、辅助检查

1.新生儿筛查

我国1995年颁布的《中华人民共和国母婴保健法》已将本病列入筛查的疾病之一。目前多采足跟毛细血管血，用出生后2~3天的新生儿干血滴纸片检测TSH浓度作为初筛，结果大于15 mU/L时，再检测血清T_4、TSH以确诊。该法采集标本简便，假阳性和假阴性率较低，故为患儿早期确诊、避免神经精神发育严重缺陷、减轻家庭和国家负担的重要防治措施。

2.血清 T_4、T_3、TSH 测定

任何新生儿筛查结果可疑或临床可疑的小儿都应检测血清 T_4、TSH 浓度，如 T_4 降低、TSH 明显升高即可确诊。血清 T_3 浓度可降低或正常。

3.TRH 刺激试验

若血清 T_4、TSH 均低，则疑 TRH、TSH 分泌不足，应进一步做 TRH 刺激试验：静脉注射 TRH 7 μg/kg，正常者在注射 20～30 分钟内出现 TSH 峰值，90 分钟后恢复至基础值。若未出现高峰，应考虑垂体病变；若 TSH 峰值出现时间延长，则提示下丘脑病变。

4.X 线检查

做左手和腕部 X 线片，评定患儿的骨龄。患儿骨龄常明显落后于实际年龄。

5.核素检查

采用静脉注射 ^{99m}Tc 后以单光子发射计算机体层摄影（SPECT）检测患儿甲状腺发育情况及甲状腺的大小、形状和位置。

五、护理评估

（一）健康史

了解家族中是否有类似疾病，询问母亲孕期饮食习惯及是否服用过抗甲状腺药物，患儿是否有智力低下及体格发育较同龄儿落后，患儿精神、食欲、活动情况，是否有喂养困难等情况。

（二）身心状况

1.身体评估

观察患儿是否有特殊面容，测量身高、体重、头围、上部量与下部量，检查智能水平；分析手和腕部 X 线片，血清 T_3、T_4、TSH 水平，甲状腺扫描结果，基础代谢率等检查结果。

2.心理、社会评估

注意了解家长是否掌握与本病有关的知识，特别是服药方法和不良反应观察，以及对

患儿进行智能、体力训练的方法等；家庭经济及环境状况；父母是否称职；了解父母心理状况，是否有焦虑存在。

六、护理诊断/合作性问题

1.体温过低

与代谢率低有关。

2.营养失调（低于机体需要量）

与喂养困难、食欲差有关。

3.便秘

与肌张力低下、活动量少有关。

4.生长发育迟缓

与甲状腺素合成不足有关。

5.知识缺乏

患儿父母缺乏有关疾病的知识。

七、护理目标

1.患儿体温保持正常。

2.患儿营养均衡，体重增加。

3.患儿大便通畅。

4.患儿能掌握基本生活技能，无意外伤害发生。

5.患儿及其父母掌握正确服药方法及药效观察。

八、护理措施

1.日常生活护理

注意保暖，防止感染。加强患儿日常生活护理，防止意外伤害发生。患儿因基础代谢低下，体温低而怕冷。因机体抵抗力低，易患感染性疾病。注意室内温度，适时增减衣服，避免受凉。勤洗澡，防止皮肤感染。避免与传染性疾病患儿接触。

2.饮食护理

保证营养供给，保持大便通畅，向家长介绍病情，指导喂养方法。对吸吮困难、吞咽缓慢者要耐心喂养，提供充足的进餐时间，必要时用滴管喂奶或鼻饲。经病因治疗后，患儿代谢增强，生长发育加速，必须供给高蛋白、高维生素、富含钙及铁的易消化食物，如肉、鱼、禽、蛋、牛奶等，以保证生长发育需要。向家长解释预防和处理便秘的必要措施，如为患儿提供充足液体摄入量；早餐前半小时喝杯温开水，可刺激排便；多吃富含纤维素的食物，如水果、蔬菜；每日顺肠蠕动方向按摩腹部数次，增加肠蠕动；适当引导患儿增加活动量，促进肠蠕动；养成定时排便习惯，必要时使用大便软化剂、缓泻剂或灌肠。

3.康复护理

加强康复训练，促进生长发育，提高自理能力。患儿智能发育差，缺乏生活自理能力，对患儿多鼓励，不应歧视。把本病的知识教给患儿及家长，以取得合作，并增强其战胜疾病的信心。通过各种方法加强智力、行为训练，以促进生长发育，使其掌握基本生活技能。

4.用药护理与指导

对家长和患儿进行用药指导，使其了解终身用药的必要性，坚持用药治疗。不论病因在甲状腺本身还是在下丘脑-垂体，一旦确诊都应立即治疗。一般在出生3个月内开始治疗者，不遗留神经系统损害；出生6个月后开始治疗者，虽智能不能改善，但可变得活泼，改善生理功能低下的症状。先天性甲减，甲状腺发育异常者，需终身治疗，不能中断。新生儿疾病筛查诊断的先天性甲减，治疗剂量应该一次足量给予，使血清游离甲状腺素（FT_4）维持在正常高值水平。而对于大龄的下丘脑-垂体性甲减，甲状腺素治疗需从小剂量开始，同时给予生理需要量皮质素治疗，防止突发性肾上腺皮质功能衰竭。若疑有暂时性甲减者，可在治疗2年后减药或停药1个月复查甲状腺功能，若功能正常，则可停药定期复查。

甲状腺素制剂作用较慢，用药1周左右方达最佳效力。初始左甲状腺素（L-T_4）治疗，每2周随访1次，血清TSH和T_4正常后，每2~3个月随访1次；2年后，每3~6个月随访1次。在随访过程中应注意观察血清T_4、TSH浓度及生长发育情况，如食欲、活动量、体温、脉搏、智能、骨龄、生长曲线及排便情况，随时调整剂量，应使：①TSH浓度正常，

血清 T_4 浓度正常或略偏高，以备部分 T_4 转化为 T_3；②每日一次正常大便，食欲好转，腹胀消失，儿童心率维持在 110 次/分、婴儿在 140 次/分左右，智能进步。L-T_4 过量可出现烦躁、多汗、消瘦、腹痛、腹泻、发热等甲状腺功能亢进症状；L-T_4 剂量不足患儿智力、体格发育落后。

九、护理评价

患儿体温是否保持正常；营养是否均衡，体重是否增加；大便是否通畅；患儿是否能掌握基本生活技能；患儿及其父母是否能掌握正确服药方法及药效观察方法。

第三节　单纯性甲状腺肿的护理

甲状腺肿（goiter）是指良性甲状腺上皮细胞增生肿大，可分非毒性（nontoxic）甲状腺肿和毒性（toxic）甲状腺肿两类。非毒性甲状腺肿（nontoxic goiter）也称单纯性甲状腺肿（simple goiter），是指由多种原因引起的甲状腺功能正常的非炎症性、非肿瘤性甲状腺肿大，可分散发性、地方性和代偿性三种类型。散发性甲状腺肿（sporadic goiter）患者约占人群的 5%，女性发病率是男性的 3~5 倍。当人群单纯性甲状腺肿的患病率超过 5% 时，称为地方性甲状腺肿（endemic goiter）。代偿性甲状腺肿（compensatory goiter）常继发于甲状腺次全切除术后、先天性单叶甲状腺缺失。甲状腺肿形成结节后，其 TH 合成与分泌功能可正常（"温"结节）、降低（"冷"结节）或升高（"热"结节）。若为"温"结节或"冷"结节又称为非毒性结节性甲状腺肿（nontoxic nodular goiter，NNG），"热"结节则称为毒性结节性甲状腺肿（toxic nodular goiter）。本节主要学习单纯性甲状腺肿。

一、病因及发病机制

1. 缺碘或高碘

碘与甲状腺肿患病率的关系呈现 U 形曲线，即碘缺乏时，甲状腺肿的患病率增加，称之为"低碘性甲状腺肿（iodine-deficiency goiter）"；随着摄碘量的增加，甲状腺肿的患病率逐渐下降，达到 U 形曲线的底端；如果碘摄入量再继续增加，甲状腺肿的患病率则回升，这类甲状腺肿则为"高碘性甲状腺肿（hyperiodine goiter）"。①缺碘：缺碘是引起地方性甲状腺肿的主要原因。多见于远离海洋的高海拔地区，这些地区的土壤、水和食物中碘含量均较低，机体长期处于缺碘状态，甲状腺容易肿大。此外，碘相对不足（生理性甲状腺肿），如在青春发育期、妊娠期、哺乳期，在寒冷、感染、创伤和精神刺激的状态下等，由于机体对甲状腺激素的需要量增加，可加重或诱发甲状腺肿。②高碘：少见，可呈地方性或散发性分布。因常年饮用含高碘的水或长期服用含碘药物所致的甲状腺肿。

2.致甲状腺肿物质

①摄入致甲状腺肿食物过多：如卷心菜、萝卜、黄豆、白菜、木薯、小米等食物中均含有硫脲类致甲状腺肿物质，可引起甲状腺肿大。②药物：如锂盐、钴盐、硫氰酸盐、过氯酸盐、硫脲类、磺胺类、对氨基水杨酸、保泰松、秋水仙碱等均含有抑制甲状腺激素合成的成分，可引起甲状腺肿。此类甲状腺肿多呈散发性。

3.先天甲状腺激素合成障碍

合成甲状腺激素所需要的酶存在先天性缺陷时，可影响甲状腺激素合成而引起甲状腺肿，是儿童甲状腺肿的常见原因。

二、病理

甲状腺呈弥漫性或结节性肿大，重量 60~1 000 g 不等，切面可见结节、纤维化、出血和钙化。病变初期，整个腺体滤泡增生，血管丰富，充满大量胶体，而滤泡壁细胞变扁平，这显示了甲状腺功能不足的现象。随着病变进展，滤泡的面积发生变化，一部分滤泡退化，另外一部分滤泡增大并且富含胶质或棕色液体，这些滤泡之间被纤维组织间隔。形态方面，单纯性甲状腺肿可分为弥漫性和结节性两种。前者多见于青春期，扩张的滤泡平均地散在于腺体的各部。后者多见于流行区，扩张的滤泡集成一个或数个大小不等的结节，结节周围被不甚完整的纤维包裹。结节性甲状腺肿经相当时期后，由于血流循环不良，在结节内常发生退行性病变，引起囊肿形成（往往并发囊内出血）和局部的纤维化和钙化等。巨大结节长期压迫结节间组织，可发生功能萎缩退化，表现为甲状腺功能减退；或结节发生自主性甲状腺激素分泌功能，不再依赖于促甲状腺激素，也不再受甲状腺激素的抑制，此时，如用大剂量碘剂治疗,很容易发生继发性甲状腺功能亢进。另外,结节性甲状腺肿还有发生恶变的可能。

三、临床表现

1. 症状

主要表现为甲状腺肿大,显著肿大时可引起压迫症状。散发性甲状腺肿多见于女性,常在青春期、妊娠期、哺乳期及绝经期缓慢起病。地方性甲状腺肿早期除腺体肿大外,一般无自觉症状,久病者腺体肿大显著,可大如婴儿头,下垂于颈下胸骨前。随着腺体增大或发生结节,可出现压迫症状。①气管受压:呼吸困难,气管狭窄、弯曲、变形、移位,伴或不伴支气管扩张、右心室肥大。②食管受压:吞咽困难。③喉返神经受压:嘶哑、痉挛性咳嗽、失声。④颈交感神经受压:同侧瞳孔扩大或 Horner 综合征。⑤静脉受压:晕厥、单侧头面部和上肢水肿,上臂举起时加重。在严重流行区,小儿甲状腺肿可伴有呆小症。

2. 体征

主要为甲状腺肿大,腺体通常弥漫性Ⅰ、Ⅱ度肿大,两侧对称、表面光滑、质地较软、韧性感,随吞咽上下移动,一般无震颤和血管杂音。久病者肿大的腺体可达Ⅲ度,可出现大小不等的结节,质坚硬,腺体外可见曲张的静脉,可有血管杂音。

3. 并发症

自幼碘缺乏严重者,可并发呆小症;碘摄入过多,可诱发高碘性甲状腺肿;少数结节性甲状腺肿,可继发甲状腺功能亢进、甲减或癌变。发生于单纯性甲状腺肿的结节,其癌变的可能性低,但伴下列情况之一时,癌变的可能性较大:①年龄在 20 岁以下或 60 岁以上。②有头颈部放疗史或甲状腺癌家族史。③生长迅速、质地坚硬的单结节。④周围组织受压或淋巴结肿大。⑤边缘不规则或伴钙化的"冷"结节。

四、辅助检查

1. 甲状腺功能检查

血清 T_4、T_3 正常,T_4/T_3 的比值常增高。血清甲状腺球蛋白(Tg)水平增高,增高的程度与甲状腺肿的体积呈正相关。血清 TSH 水平一般正常。甲状腺摄 ^{131}I 率往往高于正常,但高峰时间很少提前出现,并可被 T_3 抑制。基础代谢率(BMR)一般正常,少数患者可偏低。早期的自身免疫性甲状腺炎主要表现为甲状腺肿,长期可以没有甲状腺功能的改变或表现为亚临床甲状腺功能减退或(和)血清甲状腺自身抗体阳性。

2.B 超检查

B 超检查是确定甲状腺肿的主要检查方法,甲状腺呈弥漫性肿大,可见大小不一的结节。

3.甲状腺核素扫描

甲状腺核素扫描主要评估甲状腺的功能状态,早期可发现均匀性变化,晚期可发现有功能结节或无功能结节。

4.活组织检查

B 超引导下的甲状腺细针穿刺活组织检查,有助于确定结节的病理类型,早期筛检甲状腺癌。

5.过氯酸钾排泌试验

有甲状腺激素合成酶缺陷者,此试验呈阳性反应。

6.尿碘监测

尿碘监测用于评估碘营养水平。尿碘中位数(median urinary iodine,MUI)100~200 μg/L 是最适当的碘营养状态。学龄儿童的 MUI 反映地区的碘营养状态:MUI 在 80~100 μg/L 为轻度碘缺乏,MUI 在 50~80 μg/L 为中度碘缺乏,MUI 小于 50 μg/L 为重度碘缺乏。

五、治疗要点

单纯性甲状腺肿的治疗选择取决于病因和发展阶段。

1.地方性甲状腺肿

地方性甲状腺肿碘盐补充是基本、有效的治疗措施之一。1996 年起,我国立法推行食盐普遍碘化防治碘缺乏病,使碘缺乏病得到了有效的控制。2011 年,我国修改国家食盐加碘标准,将碘浓度从原来加工水平 35mg/kg 修改为产品水平 20~30 mg/kg。各地可以根据本地区的自然碘资源基础制定本地的食盐加碘浓度标准，也常用海藻、昆布、海螵蛸、夏枯草等中药补碘，使 MUI 控制在 100～200 μg/L。补充碘不宜剂量过大，以防碘过量（MUI＞300 μg/L）引起自身免疫性甲状腺炎和碘甲状腺功能亢进。

2.散发性甲状腺肿

有明确病因者应先去除病因。①生理性甲状腺肿：无须治疗。②碘缺乏：摄入碘化盐，多食含碘食物或通过中药补碘。③摄入高碘或致甲状腺肿食物、药物过多：减少高碘食物摄入，停用此类药物。

3.甲状腺激素治疗

年轻的单纯性甲状腺肿患者，甲状腺肿大明显，血清 TSH 水平多正常或稍增高，是使用 TH 治疗的指征，一般不宜手术治疗。补充 TH 可反馈地抑制内源性促甲状腺素分泌，缓解甲状腺增生，使肿大的甲状腺或结节缩小或消失。首选左旋甲状腺素钠片（优甲乐）50～150 μg，小剂量 50 μg/d 开始，疗程 3～6 个月，其剂量应以不使 TSH 浓度减低与不发生甲状腺毒症，而肿大的甲状腺有缩小为宜。停用优甲乐易复发甲状腺肿，可重复治疗。

4.手术治疗

一般而言，单纯性甲状腺肿不宜行外科手术治疗。手术治疗指征：①腺体过大，妨碍工作、生活，引起压迫症状，内科治疗无效。②存在甲亢或腺体内结节疑有癌变的可能。③结节性甲状腺肿，50 岁以上，TSH 常＜0.5 mU/L，使用 TH 来抑制 TSH 通常无效。一般采用甲状腺次全切除术，术后宜长期用 TH 替代治疗。

六、主要护理问题

1.体象紊乱

与甲状腺肿大致颈部增粗有关。

2.知识缺乏

缺乏药物及饮食等方面的知识。

3.潜在并发症

呆小症、甲状腺功能亢进症、甲状腺癌等。

七、护理措施

（一）一般护理

1. 生活护理

将患者安置在安静、舒适的环境中休息，保持病室空气新鲜，让患者适当活动，避免受凉、感染、创伤和精神刺激。

2. 饮食护理

（1）饮食原则：使用碘化盐，高蛋白质、高维生素饮食。适度摄入含碘丰富的食物，如海带、海蜇皮、紫菜等，避免碘摄入过量。

（2）萝卜类蔬菜含致甲状腺肿的物质，黄豆、白菜中含有抑制甲状腺素合成的物质，应避免过多食用。

（二）病情观察

1. 压迫症状

注意观察是否出现呼吸困难、吞咽困难、声音嘶哑等甲状腺压迫症状。

2. 甲状腺肿大变化

观察补充碘剂、甲状腺激素以后甲状腺肿大程度、质地的变化，观察甲状腺内是否出现结节。

（三）用药护理

1. 遵医嘱用药

嘱患者遵医嘱按疗程用药，不可随意加减。

2. 注意用药不良反应

甲状腺素类药物治疗时，注意有无心率增快、呼吸急促、食欲亢进、怕热多汗和腹泻等甲状腺亢进表现，一旦出现应及时报告医师，遵医嘱调整药物剂量。

（四）心理护理

建立互相信任的关系，热情解答患者的疑问，告知患者颈部外观改变的原因，提高其对形体改变的认识和适应能力。指导患者利用服饰修饰外表，完善自我形象，并指出经补碘等治疗后甲状腺肿可逐渐缩小或消失，颈部外形可改观，以消除患者因形体改变而引起的失望与挫折感。

八、健康指导

1.宣传教育

积极开展地方性甲状腺肿的防治宣传工作，指导流行区居民补充碘盐，食用加碘食盐是预防缺碘性地方性甲状腺肿的最有效措施。因为妊娠和哺乳的生理变化可以引起尿碘排泄增加和胎儿、婴儿甲状腺对碘原料需求的增加，导致母体甲状腺产量相对不足，故妊娠和哺乳期妇女是碘缺乏教育的重点人群。在妊娠的前半期，胎儿脑发育依赖的 TH 完全来源于母体，所以母体碘缺乏可以导致下一代神经智能发育的障碍。2007 年，WHO 提出妊娠和哺乳妇女碘摄入量推荐标准为 MUI 150~250 μg/L，在正常饮食的碘摄入量之外每天需要额外补碘 150 μg。

2.生活指导

（1）规律生活，保持良好心理状态，避免精神刺激、情绪不稳定。

（2）注意休息，适量运动，不可过劳。

（3）避免各种诱发和加重病情的因素，如受凉、感染、创伤等。

（4）指导患者饮食要营养均衡，碘缺乏者和妊娠期妇女多食含碘丰富的食物，避免引发或加重甲状腺肿的食物与药物。

3.用药指导

嘱患者按医嘱准确服药，坚持长期服药，以免停药后复发，教会患者观察药物疗效及不良反应。

4.疾病知识指导

讲解疾病知识，解答患者疑问，教会患者自我观察病情发展变化，定期门诊随访。

第四章 神经系统疾病的护理

第一节 周围神经疾病的护理

周围神经是指嗅、视神经以外的脑神经、脊神经和自主神经及其神经节。周围神经疾病是指原发于周围神经系统的结构或功能损害的疾病总称。周围神经疾病病因复杂，可能与营养代谢、药物及中毒、血管炎、肿瘤、遗传、外伤等原因相关。发病率为（0.6~1.9）/10万人，男略多于女。周围神经疾病临床较常见，若能及时明确诊断，针对病因采取综合治疗，预后多良好。

一、三叉神经痛的护理

三叉神经痛（trigeminal neuralgia）可分为原发性三叉神经痛和继发性三叉神经痛，表现为三叉神经分布区内短暂的反复发作性剧痛。成年及老年人多见，多数40岁以上起病，女性尤多。

（一）护理评估

1.病因

病因尚未完全明了，周围学说认为是由于各种原因压迫半月神经节到脑桥间部分，中枢学说认为三叉神经痛为一种感觉性癫痫样发作。

2.临床表现

①症状：常无先兆，为骤然闪电样发作，发作时表现为以面颊、上下颌及舌部明显的剧烈电击样、针刺样、刀割样或撕裂样痛，持续数秒或1~2 min，突发突止，间歇期完全正常。患者口角、鼻翼、颊部或舌部为敏感区，轻触可诱发，称为"触发点"或"扳机点"。随着病程迁延，发作次数逐渐增多，发作时间延长，间歇期缩短，甚至为持续性发作，很少自愈。患者可因恐惧疼痛不敢洗脸、刷牙、进食，导致面部卫生、口腔卫生差，面色憔

悴，情绪低落。

②体征：原发性三叉神经痛患者神经系统检查一般无阳性体征。

3.辅助检查

神经电生理检查和头颅 MRI 可协助病因诊断。

4.心理、社会状况

三叉神经痛反复发作明显影响患者的生活质量，使患者社交、日常生活不便。

（二）护理诊断和合作性问题

1.疼痛

与三叉神经受损有关。

2.焦虑

与疼痛频繁、反复发作有关。

（三）护理措施

1.一般护理

（1）休息与活动：保持周围环境安静、室内光线柔和；指导患者保持愉悦心情，生活有规律、合理休息、适度娱乐。

（2）饮食护理：选择清淡、无刺激的软食，严重者可进流质饮食。

（3）心理护理：本病可为周期性发作，病程长，且发作间歇期随病程延长而趋向缩短，应帮助患者及家属了解相关疾病知识，并给予心理安慰与体贴关心，帮助患者树立信心。

（4）对症护理：与患者讨论减轻疼痛的方法与技巧，鼓励患者运用指导式想象、听轻音乐、阅读报纸等方法分散注意力。

2.病情观察

注意观察疼痛的部位、性质，了解疼痛的原因与诱因。

3.治疗配合

（1）药物治疗：首选卡马西平，其次可选用苯妥英钠、加巴喷丁、普瑞巴林等。

护理要点：指导患者遵医嘱正确服药，并告知其药物可能出现的不良反应，如卡马西平可导致头晕、嗜睡、口干、恶心、步态不稳、肝功能损害、皮疹和白细胞减少等。

（2）封闭治疗：行三叉神经无水乙醇或甘油封闭治疗。

（3）配合经皮半月神经节射频电凝疗法。

（4）手术治疗：可选用三叉神经感觉根切断术或伽玛刀治疗，止痛效果确切。

4.护理要点

向患者说明治疗方法和必要性，并准备有关器械用品，协助医师做好治疗。

（四）健康指导

1.疾病知识指导

应帮助患者及家属掌握本病相关知识与自我护理方法，以减少发作频率，减轻患者痛苦。指导患者建立良好生活规律，保持情绪稳定和心情愉悦，培养多种兴趣爱好，适当分散注意力；保持正常作息和睡眠；洗脸、刷牙动作宜轻柔，食物宜软，忌生硬、油炸食物。

2.用药与就诊指导

服用卡马西平者每1~2个月检查1次肝功能和血常规，出现头晕、步态不稳或皮疹时及时就医。

二、吉兰-巴雷综合征的护理

吉兰-巴雷综合征（Guillain-Barré syndrome，GBS）是一种自身免疫介导的周围神经病，主要损害多数脊神经根和周围神经，也常累及脑神经。临床特点为急性起病，症状多在2周左右达到高峰，表现为多发神经根及周围神经损害，常有脑脊液蛋白-细胞分离现象，多呈单时相自限性病程，静脉注射免疫球蛋白和血浆置换治疗有效。该病包括急性炎性脱髓鞘性多发神经根神经病（acute inflammatory demyelinating polyneuropathies，AIDP）、急性运动轴索性神经病（acute motor axonal neuropathy，AMAN）、急性运动感觉轴索性神经病（acute motor-sensory axonal neuropathy，AMSAN）、Miller-Fisher综合征（Miller-Fisher syndrome，MFS）、急性泛自主神经病（acute panautonomic neuropathy，APN）和急性感觉神经病（acute sensory neuropathy，ASN）等亚型。AIDP也称典型GBS，是最常见的亚型，主要病变为多发性神经根和周围神经节段性脱髓鞘。本节主要讨论AIDP。

(一)护理评估

1.病因

病因未明,目前认为是一种自身免疫介导的周围神经病,可能与空肠弯曲菌感染有关,还可能与巨细胞病毒、EB 病毒、水痘-带状疱疹病毒、肺炎支原体、乙型肝炎病毒、HIV 感染相关。

2.临床表现

(1)发病情况:任何年龄、任何季节均可发病。患者病前 1～3 周常有呼吸道或消化道感染症状或疫苗接种史。

(2)症状和体征:急性起病,病情多在 2 周左右达到高峰。主要特点有:①肢体肌肉无力。对称性弛缓性肢体肌肉无力是 AIDP 的核心症状和首发症状。从远端向近端发展或自近端向远端加重,常由双下肢开始逐渐累及躯干肌、脑神经;重者累及呼吸肌和膈肌致呼吸麻痹,是本病最主要的死亡原因。四肢腱反射常减弱或消失,无病理反射。②感觉障碍。起病时多有肢体感觉异常,如烧灼感、麻木、刺痛或不适感。感觉缺失相对轻,呈手套-袜套样分布。少数患者有肌肉压痛,尤以腓肠肌压痛较常见。③脑神经损害。以双侧面神经麻痹最常见,其次为舌咽、迷走神经,部分患者以脑神经损害为首发症状就诊。④自主神经功能障碍。表现为皮肤潮红、出汗增多、心动过速、心律失常、直立性低血压、手足肿胀及营养障碍、尿便障碍等。本病具有自限性,预后良好。病情稳定 2～4 周后开始恢复,多数患者 2 个月至 1 年内恢复正常,约 10%患者遗留较严重后遗症。

3.辅助检查

(1)脑脊液检查:典型的脑脊液改变为细胞数正常,而蛋白质明显增高,称脑脊液蛋白-细胞分离现象,为本病的特征之一,通常在病后第 3 周最明显。

(2)神经电生理:主要根据运动神经传导测定,提示周围神经存在脱髓鞘性病变。

4.心理、社会状况

本病起病急,进展快,患者常因呼吸困难而紧张、恐惧,担心气管切开手术,恐惧死亡,常表现躁动不安及依赖心理。

（二）护理诊断和合作性问题

1. 低效性呼吸形态

与周围神经损害、呼吸肌麻痹有关。

2. 清理呼吸道无效

与呼吸肌麻痹、咳嗽无力、肺部感染等有关。

3. 躯体移动障碍

与四肢肌肉瘫痪有关。

4. 吞咽障碍

与延髓麻痹有关。

5. 焦虑

与患者担心预后差有关。

6. 潜在并发症

呼吸衰竭、心肌损害、肺部感染、深静脉血栓形成。

（三）护理措施

1. 一般护理

（1）休息与活动：患者宜卧床休息，取半卧位，室温适宜，通风良好。

（2）饮食护理：指导进食高蛋白、高维生素、高热量且易消化的软食，多食水果、蔬菜，补充足够的水分；延髓麻痹不能吞咽进食和气管切开、呼吸机辅助呼吸者，应及时插胃管，给予鼻饲饮食，以保证机体足够的营养和水分供给。做好口腔护理。

（3）心理护理：本病起病急，进展快，患者常因呼吸困难而紧张、恐惧，害怕呼吸停止，害怕气管切开，恐惧死亡。护士应及时了解患者的心理状况，主动关心患者，耐心倾听患者的感受，告知患者会认真观察其病情的细微变化，使其情绪稳定、安心休息。同时向患者讲解气管切开和机械通气的重要性，告知本病经过积极治疗大多预后良好，以增强其对治疗的信心。

（4）对症护理：保持呼吸道通畅，指导患者深呼吸和有效咳嗽，协助翻身、拍背或体位引流，及时清除口、鼻和呼吸道分泌物，必要时吸痰；持续低流量吸氧，当患者动脉血氧饱和度下降时应加大氧流量。

2.病情观察

给予心电监护，动态观察血压、脉搏、呼吸、动脉血氧饱和度及情绪变化，注意有无呼吸麻痹征象（胸闷、气促、发绀、出汗、烦躁不安等症状），必要时监测血气分析。发现呼吸麻痹征象应立即报告医师，遵医嘱及早使用呼吸机。

3.治疗配合

（1）一般治疗：①心电监护。有明显的自主神经功能障碍者，应给予心电监护；如果出现直立性低血压、高血压、心动过速、心动过缓、严重心脏传导阻滞、窦性停搏时，须及时采取相应措施处理。②呼吸道管理。有呼吸困难和延髓支配肌肉麻痹的患者，应注意保持呼吸道通畅，尤其注意加强吸痰及防止误吸，必要时行气管插管或气管切开，机械辅助通气。③营养支持。延髓支配肌肉麻痹者有吞咽困难和饮水呛咳，需给予鼻饲营养，以保证每日足够热量、维生素，防止电解质紊乱；合并有消化道出血或胃肠麻痹者，则给予静脉营养支持。④其他对症处理。患者如出现尿潴留，则留置导尿管以帮助排尿；对有神经性疼痛的患者，适当应用药物缓解疼痛；如出现肺部感染、泌尿系感染、压力性损伤、下肢深静脉血栓形成，注意给予相应的积极处理，以防止病情加重；因语言交流困难和肢体肌无力严重而出现抑郁时，应给予心理治疗，必要时给予抗抑郁药物治疗。

护理要点：保持呼吸道通畅，根据病情遵医嘱给氧；鼓励深呼吸和有效咳嗽，协助翻身、拍背或体位引流，及时清除口腔、鼻腔分泌物，必要时吸痰和遵医嘱雾化吸入；床头常规备吸引器、气管切开包及机械通气设备，以便随时抢救，正确使用呼吸机机械通气；留置胃管的患者应定时回抽胃液，注意胃液的颜色、性质；某些镇静催眠类药物可抑制呼吸中枢，应慎用，以免加重病情。

（2）免疫治疗：①血浆置换。血浆置换直接去除血浆中致病因子如抗体，推荐有条件者尽早应用。禁忌证主要是严重感染、心律失常、心功能不全、凝血系统疾病等。②免疫球蛋白静脉注射。推荐有条件者尽早应用。对免疫球蛋白过敏或先天性IgA缺乏者禁用。

③糖皮质激素。目前国内外对糖皮质激素治疗本病仍有争议。

(3)神经营养：应用 B 族维生素治疗，包括维生素 B_1、维生素 B_6、维生素 B_{12} 等。

(4)康复治疗：病情稳定后，早期进行正规的神经功能康复锻炼，以预防失用性肌萎缩和关节挛缩。

护理要点：遵医嘱治疗。观察药物不良反应，发热、面红为免疫球蛋白常见不良反应，减慢输液速度可减轻。做好康复治疗的指导。

4.瘫痪护理

急性期保持瘫痪肢体处于功能位，进行被动运动，当肌力恢复时，鼓励患者做主动运动。定时翻身按摩，预防压力性损伤。

(四)健康教育

1.避免诱因

加强营养，增强体质和机体抵抗力。避免淋雨、受凉、疲劳和创伤，防止复发。

2.运动指导

加强肢体功能锻炼和日常生活活动训练，减少并发症，促进康复。肢体被动和主动运动均应保持关节的最大活动度；运动锻炼过程中应有家人陪同，防止跌倒、受伤。GBS恢复过程长，需要数周或数月，家属应理解和关心患者，并督促患者坚持运动锻炼。

3.病情观察

告知消化道出血、营养失调、压力性损伤及深静脉血栓形成的表现以及预防窒息的方法。当患者出现胃部不适、腹痛、柏油样便、肢体肿胀疼痛，以及咳嗽、咳痰、发热、外伤等情况时，立即就诊。

第二节 脑血管疾病的护理

脑血管疾病（cerebral vascular diseases，CVD）是指由各种原因所导致的脑血管性疾病的总称。脑卒中（stroke）是脑血管疾病的主要临床类型，包括缺血性脑卒中和出血性脑卒中,以突然发病、迅速出现局限性或弥散性脑功能障碍为共同临床特征,为一组器质性脑损伤导致的脑血管疾病。

随着我国国民经济的快速发展,人民生活条件和生活方式的明显改变,加之迅速到来的人口老龄化,导致国民的疾病谱、死亡谱发生了很大的变化。目前,脑血管疾病已成为危害我国中老年人身体健康和生命的主要疾病。据中华人民共和国卫生部统计中心发布的人群监测资料显示,城市居民脑血管病死亡已上升至第一、二位,农村地区在20世纪90年代初脑血管病死亡列第三位,90年代后期升至第二位。据此估算,全国每年新发脑卒中人数约200万人;每年死于脑血管患者数约150万人;存活的患者数(包括已痊愈者)600万~700万人。在存活的脑血管病患者中,约有3/4不同程度地丧失劳动能力,其中重度致残者约占40%。与西方工业发达国家相比,我国脑血管疾病的发病率和死亡率大大高于心血管疾病,原因尚不十分明确。值得引起重视的是,当前我国高血压病患者的数量正在快速增加,且多数患者血压控制不理想,这可能是导致脑血管病高发的最主要原因。此外,人口老龄化的进程加快也是一个重要的影响因素。预计到2030年,我国60岁以上的人口将超过3亿人,而脑血管疾病首次发病者约有2/3是60岁以上的老年人。因此,预计脑血管病发病率近期在我国还会继续上升,造成的危害也将日趋严重。所以进一步加大防治力度,尽快降低脑卒中的发病率和死亡率,已成为当前一项刻不容缓的重要任务。

一、短暂性脑缺血发作的护理

短暂性脑缺血发作(transient ischemic attack,TIA)是由于局部脑、脊髓或视网膜缺血引起的短暂性神经功能缺损,临床症状一般不超过1 h,最长不超过24 h,且无责任病灶的证据。凡神经影像学检查有神经功能缺损对应的明确病灶者不宜称为TIA。

(一)护理评估

1.病因

TIA与动脉粥样硬化、动脉狭窄、心脏病、血液成分改变及血流动力学变化等多种病因有关。

TIA的发病机制有微栓子学说、血流动力学障碍学说、脑血管痉挛学说等。

2.临床表现

发作突然，历时短暂，一般不超过 1 h，不留后遗症，常反复发作，每次发作表现相似。

（1）颈内动脉系统 TIA：①大脑中动脉供血区 TIA 可表现为缺血对侧肢体单瘫、轻偏瘫、面瘫和舌瘫，可伴有偏身感觉异常和对侧同向性偏盲。优势半球受损常表现为失语和失用。②颈内动脉主干 TIA 主要表现为眼动脉交叉瘫[患侧单眼一过性黑矇、失明和（或）对侧偏瘫及感觉障碍]、Horner 交叉瘫（患侧 Horner 征、对侧偏瘫）。

（2）椎基底动脉系统 TIA：①最常表现为眩晕、平衡障碍、眼球运动异常和复视。②跌倒发作。③短暂性全面性遗忘症。④双眼视力障碍发作。

3.并发症

TIA 患者早期（发病后 2～7 d）发生脑卒中的风险很高。TIA 患者不仅易发生脑卒中，也易发生心肌梗死和猝死。

4.辅助检查

（1）CT、MRI：大多正常。

（2）经颅多普勒超声（TCD）检查：可显示血管狭窄、动脉粥样硬化斑块。

（3）SPECT 检查：可发现局部脑灌流量减少的程度及缺血部位。

5.心理、社会状况

患者起病早期常麻痹大意，后常因突然发作或反复发作而紧张、害怕等。

（二）护理诊断和合作性问题

1.有跌倒的危险

与突发眩晕、平衡失调及一过性失明等有关。

2.知识缺乏

缺乏疾病防治与自我保健知识。

3.焦虑

与发病突然、影响正常生活有关。

4.潜在并发症

脑卒中。

(三)护理措施

1.一般护理

(1)休息与活动：发作时卧床休息，注意枕头不宜太高，以15°～20°为宜，以免影响头部的血液供应；仰头或头部转动时应缓慢、动作轻柔，转动幅度不要太大，防止诱发发作而跌伤。频繁发作的患者应避免重体力劳动，如厕、沐浴以及外出活动时应有人陪伴。

(2)饮食护理：给予低盐、低脂、充足蛋白质和丰富维生素饮食，如多食谷类和鱼类、新鲜蔬菜、水果、豆类；少吃糖类和甜食；限制钠盐和动物油的摄入；忌辛辣、油炸食物和暴饮暴食；注意荤素搭配；戒烟、限酒。

(3)心理护理：应鼓励患者积极调整心态、稳定情绪，培养兴趣爱好，多参加有益身心的社交活动。

2.病情观察

频繁发作的患者应注意观察和记录每次发作的持续时间、间隔时间和伴随症状，观察肢体无力或麻木是否减轻或加重，有无头痛、头晕或其他脑功能受损的表现，警惕完全性脑卒中的发生。

3.治疗配合

TIA治疗的目的是消除病因，减少及预防复发，保护脑功能，防止脑卒中发生。

(1)控制危险因素：如控制血压，治疗心律失常、心肌病变，稳定心脏功能，治疗脑动脉炎，纠正血液成分异常等。

(2)药物治疗：①抗血小板聚集药治疗。已证实有脑卒中较高风险的患者行抗血小板治疗能有效预防脑卒中。对TIA或小卒中发病1个月内的患者，应首先考虑选用抗血小板药物，如阿司匹林、双嘧达莫、氯吡格雷等。②抗凝治疗。对房颤、频繁发作TIA或椎基底动脉系统TIA患者，抗血小板治疗无效的患者，可考虑选用抗凝治疗，如肝素、低分子肝素、华法林等。③降纤治疗。纤维蛋白原含量明显增高患者，可考虑选用巴曲酶或降纤酶治疗。

（3）外科手术和血管内介入治疗：过去6个月内发生过TIA的患者，如果同侧无创性成像或导管血管显像显示颈内动脉明显狭窄，可考虑行颈动脉内膜切除术、颈动脉血管成形和支架置入术。

护理要点：做好患者和家属的健康教育，控制危险因素，遵医嘱正确服药，告知患者药物的作用机制、不良反应及用药注意事项。特别注意胃肠道反应、出血等，发现异常情况，应及时报告医师。

（四）健康教育

1.疾病知识指导

让患者及家属了解TIA的基本病因、主要危险因素和危害、早期症状、就诊时机以及治疗与预后的关系；帮助患者寻找和去除自身的危险因素，主动采取预防措施，积极治疗相关疾病，改变不健康的生活方式。

2.饮食指导

进食低盐、低脂、充足蛋白质和丰富维生素的饮食。注意粗细搭配、荤素搭配，戒烟、限酒，控制食物热量，保持适宜体重。

3.运动指导

鼓励进行散步、慢跑、踩脚踏车等体育锻炼，以增加脑血流量、改善微循环。注意运动量和运动方式，劳逸结合。

4.保持心态平衡

长期精神紧张不利于控制血压和改善脑部的血液供应，甚至可能诱发某些心脑血管疾病。应积极调整心态、稳定情绪，培养自己的兴趣爱好，多参加有益身心的社交活动。

5.积极治疗

积极治疗相关疾病，如高血压、动脉粥样硬化、心脏病、糖尿病、高脂血症和肥胖症等。遵医嘱正确服药，禁止自行停药、减量或换药。

6.定期体检

定期体检以了解自己的心脏功能、血糖、血脂水平和血压高低。尤其有高血压病史者应经常测量血压，糖尿病患者监测血糖变化等，以便及时调整药物剂量。出现肢体麻木无力、头晕、头痛、复视或突然跌倒时，应引起高度重视，及时就医。

二、脑梗死的护理

脑梗死（cerebral infarction，CI），又称缺血性脑卒中（cerebral ischemic stroke，CIS），是指各种原因所致脑部血液供应障碍，导致局部脑组织缺血、缺氧性坏死，而出现相应神经功能缺损的一类临床综合征。脑梗死是脑卒中最常见的类型，占70%～80%。依据局部脑组织发生缺血坏死的机制，可将脑梗死分为3种主要病理生理学类型：脑血栓形成、脑栓塞和血流动力学改变所致的脑梗死。脑血栓形成和脑栓塞均是由于脑供血动脉急性闭塞或严重狭窄所致，占全部急性脑梗死的80%～90%。

（一）脑血栓形成

脑血栓形成（cerebral thrombosis）是脑梗死常见的类型。急性闭塞的脑动脉是因为局部血管本身存在病变而继发血栓形成所致，故称为脑血栓形成。

1.护理评估

（1）病因

脑动脉粥样硬化是最常见的病因。脑动脉粥样硬化常伴高血压病，两者互为因果，高脂血症和糖尿病也可加速动脉粥样硬化的进程。结缔组织病、细菌、病毒、钩端螺旋体感染等可导致动脉炎，使管腔狭窄或闭塞，还可见于药源性疾病、血液系统疾病、遗传性高凝状态、颅内夹层动脉瘤等。

（2）临床表现

①起病形式：常在安静休息或睡眠中发病，起病较缓慢，部分病例有TIA前驱症状，如肢体麻木、无力等，局灶性体征多在发病后10h或1～2d达到高峰；一般患者意识清楚，当发生大面积脑梗死时，可出现意识障碍，甚至危及生命。②常见局灶性神经功能缺损的表现，临床症状随阻塞血管而异，如颈内动脉闭塞可出现单眼一过性黑矇，偶见永久性失

明或Horner征等。大脑中动脉主干闭塞导致"三偏"症状，即病灶对侧偏瘫、偏身感觉障碍及偏盲，优势半球受累可伴失语症。椎基底动脉闭塞是危及生命的严重脑血管事件，引起脑干梗死，出现眩晕、呕吐、四肢瘫痪、共济失调、肺水肿、消化道出血、昏迷和高热等。

（3）辅助检查

①血液检查：血常规、血流变、血生化（包括血糖、血脂、肾功能、电解质）等，有利于发现脑梗死的危险因素，对鉴别诊断也有价值。

②影像学检查：CT是最常用的检查方法，发病后应尽快进行CT检查，虽早期有时不能显示病灶，但对排除脑出血至关重要。多数病例发病24 h后逐渐显示低密度梗死灶；MRI检查可以清晰显示早期缺血性梗死，脑干、小脑梗死，静脉窦血栓形成等。数字减影血管造影（DSA）、CT血管成像（CTA）和MR血管成像（MRA）可发现血管狭窄、闭塞及其他血管病变。DSA是脑血管病变检查的"金标准"，缺点是有创、费用高、技术条件要求高。

③TCD：对评估颅内外血管狭窄、闭塞、痉挛或血管侧支循环建立情况有帮助，目前也用于溶栓治疗监测。

（4）心理、社会状况

患者多长期存在不良生活习惯（吸烟、活动少等），患病后精神压力大，家庭和社会负担加重，可出现消极、失望等心理。

2.护理诊断和合作性问题

（1）躯体移动障碍：与偏瘫或平衡能力降低有关。

（2）吞咽障碍：与意识障碍或延髓麻痹有关。

（3）言语沟通障碍：与大脑语言中枢功能受损有关。

（4）焦虑：与自理困难或照顾不周等有关。

（5）生活自理缺陷：与瘫痪有关。

（6）有失用综合征的危险：与瘫痪肢体主动和被动活动少有关。

（7）潜在并发症：脑疝。

3.护理措施

（1）一般护理

1）休息与活动：充分休息，急性期取平卧位，头部禁止放置冰袋进行冷敷。瘫痪患者使用气垫床或按摩床，保持肢体功能位，定时翻身。患者病情稳定后，应尽早进行系统的肢体运动和语言功能训练。

2）饮食护理：保证患者营养，鼓励能吞咽的患者进食高蛋白、高维生素的食物，选择软食、半流质或糊状的黏稠食物，避免粗糙、干硬、辛辣等刺激性食物。少量多餐，给患者提供充足的进餐时间，以利于充分咀嚼；如有食物滞留口内，鼓励患者用舌将食物后送以利吞咽；进食后应保持坐立位 30~60 min。患者吞咽困难、不能进食时给予营养支持，遵医嘱给予胃管鼻饲，并做好留置胃管的护理。

3）心理护理：脑卒中后由于肢体功能恢复的过程很长、速度较慢，日常生活依赖他人等原因，如果缺少家庭和社会支持，患者容易产生焦虑、抑郁，不利于患者的有效康复，影响患者的生活质量，因此应重视对患者精神活动的监控，及时发现患者的心理问题，针对性地进行心理治疗（解释、安慰、鼓励、保证等），以消除患者思想顾虑，稳定情绪，增强战胜疾病的信心。

4）防止窒息：保持进餐环境的安静、舒适；进餐前注意休息，进餐时不要讲话，减少环境中分散注意力的干扰因素，如关闭电视、收音机，停止护理活动等；吞咽困难的患者避免使用吸管饮水，如果用杯子饮水，杯子中的水至少应保留半杯，因为水过少时，患者需要低头饮水，会增加误吸的风险；床旁备吸引装置，如果患者发生呛咳、误吸或呕吐，应立即让患者取头侧位，及时清理口鼻分泌物和呕吐物，保持呼吸道通畅，预防窒息和吸入性肺炎的发生。

（2）病情观察

密切观察病情变化，有无因脑水肿而出现颅内压增高的症状，如有，立即报告医师，并遵医嘱静脉快速滴注甘露醇等脱水药，降低颅内压。

（3）治疗配合

治疗原则为超早期治疗、个体化治疗、整体化治疗。

1）急性期治疗：一般应在卒中单元（stroke unit，SU）接受治疗。①超早期溶栓：尽快恢复脑缺血区的血液供应是急性期的主要治疗原则。对缺血性脑卒中患者，如果发病时间在6 h内，可进行静脉溶栓或动脉溶栓治疗。常用的溶栓药物有尿激酶（UK）和重组组织型纤溶酶原激活剂（rt-PA）等。②一般治疗：在发病24 h内，为改善缺血脑组织的灌注，维持较高的血压是非常重要的，通常只有当收缩压≥200 mmHg或舒张压≥110 mmHg时，才需要降低血压。首选对脑血管影响小的药物（如拉贝洛尔）。另外，还包括其他对症治疗和处理并发症。③防治脑水肿：脑水肿多见于大面积梗死，治疗目标是降低颅内压、预防脑疝的发生。常用脱水药物有20%甘露醇、呋塞米等。④抗血小板和抗凝治疗：见本节"短暂性脑缺血发作的护理"。一般不在溶栓后24h内行抗血小板或抗凝治疗，以免增加脑出血风险。⑤脑保护治疗：脑保护剂包括自由基清除剂、钙通道阻滞剂等。⑥外科治疗：幕上大面积脑梗死伴有严重脑水肿和脑疝形成征象者，可行去骨瓣减压术。⑦紧急血管内治疗：机械取栓治疗的时间窗为8h，一般在动脉溶栓无效时使用，也可合并其他血管内治疗如经皮腔内血管成形术和血管内支架置入术等。

2）恢复期治疗：通常脑卒中2周后即进入恢复期，急性脑卒中病情稳定者，尽早安排启动二级预防。控制脑卒中危险因素，行抗血小板治疗、抗凝治疗和康复治疗（发病1年内的脑卒中患者有条件时应持续进行康复治疗，促进患肢运动和语言功能的恢复）。

护理要点：使用溶栓、抗凝药物应严格把握药物剂量，密切观察患者意识和血压变化，监测出（凝）血时间、凝血酶原时间，观察有无皮肤及消化道出血倾向，如黑便、牙龈出血、皮肤青紫瘀斑等。如果患者出现严重头痛、呕吐、急性血压增高，应考虑是否并发颅内出血。发现异常，及时报告医师处理。

4.健康教育

（1）生活指导：①合理饮食，进食高蛋白、低盐、低脂、低热量的清淡食物，多吃新鲜蔬菜、水果、谷类、鱼类和豆类，戒烟、限酒。②养成良好的生活习惯，作息有规律，适当运动（如慢跑、散步等，每天 30 min 以上），合理休息和娱乐，多参加有益的社会活动，尽量做力所能及的家务等。③起床、起坐等体位变换时动作宜缓慢，转头不宜过猛、过急，洗澡时间不宜过长，外出时有人陪伴，防止跌倒。④气候变化时注意保暖，防止感染。

（2）康复指导：偏瘫康复和语言康复都需要较长的时间，应鼓励患者树立信心，克服急于求成心理，循序渐进，坚持康复治疗。康复过程中应经常和康复治疗师联系，以便及时调整训练方案。

（3）定期体检，预防复发：定期门诊检查，动态了解血压、血糖、血脂和心脏功能情况；遵医嘱正确服药，有糖尿病、高血压病者可能需终身用药，用药不可时用时停；当患者出现眩晕、头痛、肢体麻木无力、说话吐字不清、步态不稳时，家属应及时协助就医。

（4）照顾者指导：家属应关心体贴患者，给予精神支持和生活照顾，但要避免患者形成依赖心理，鼓励和督促患者坚持锻炼，增强自我照顾的能力。

（二）脑栓塞

脑栓塞（cerebral embolism）是指各种栓子随血流进入颅内动脉，使血管腔急性闭塞或严重狭窄，引起相应供血区脑组织发生缺血、坏死及功能障碍的一组临床综合征，约占全部脑梗死的 1/3。任何年龄均可发病，以青壮年多见。

1.护理评估

（1）病因

根据栓子来源可分为心源性脑栓塞、非心源性脑栓塞、来源不明性脑栓塞 3 种类型。临床上心源性脑栓塞最常见（占 60%～75%），主要见于心房颤动、心脏瓣膜病、心肌梗死等，心房颤动是脑栓塞最常见的病因。非心源性脑栓塞常见原因有动脉粥样硬化斑块脱落性栓塞、脂肪栓塞、空气栓塞、癌栓塞等。有少数病例栓子来源不明。

（2）临床表现

①多在活动中急骤发病，无明显前驱症状，局灶性神经体征在数秒至数分钟内达高峰。常见的临床症状为抽搐、偏瘫、偏盲、偏身感觉障碍、失语、眩晕、共济失调等，意识障

碍程度较轻。严重者突起昏迷、全身抽搐，可发生脑疝死亡。与脑血栓形成相比，脑栓塞容易复发和出血。②有些患者同时并发肺栓塞（气促、发绀、胸痛、咯血等）、肾栓塞（腰痛、血尿等）、肠系膜栓塞（腹痛、便血等）和皮肤栓塞（出血点或瘀斑）等疾病表现。

(3) 辅助检查

①CT 或 MRI 检查：可显示缺血性梗死或出血性梗死改变，合并出血性梗死高度支持脑栓塞诊断。CT 检查在发病后 24~48 h 内可见病变部位呈低密度影像，发生出血性梗死时可见低密度梗死区出现一个或多个高密度影像。

②脑脊液检查：一般压力正常，压力增高提示大面积脑梗死，如非必要，尽量避免行此项检查。

③心电图检查：应常规检查，作为确定心肌梗死和心律失常的依据。

④超声心动图检查：该检查可了解是否存在心源性栓子。

(4) 心理、社会状况

患者常有急躁、悲观情绪，对治疗常常失去信心。

2.护理诊断和合作性问题

(1) 躯体活动障碍：与偏瘫或平衡能力降低有关。

(2) 生活自理缺陷：与瘫痪有关。

(3) 吞咽障碍：与意识障碍或延髓麻痹有关。

(4) 语言沟通障碍：与脑栓塞引起的失语、面瘫等有关。

(5) 焦虑：与自理困难或照顾不周等有关。

(6) 有受伤的危险：与意识障碍、偏瘫或平衡能力降低有关。

(7) 潜在并发症：脑疝。

3.护理措施

(1) 一般护理

①休息与活动：病室清洁、安静、光线柔和。保证患者充分休息，空气栓塞者取头低左侧卧位。

②饮食护理：供给足够的营养，宜食清淡、易消化、低脂、高蛋白、高维生素食物。患者不能吞咽时给予鼻饲，做好口腔护理。

③心理护理：多与患者进行沟通，使其了解该病的发生、发展和预后的客观规律，保持平和的心态，避免情绪激动，鼓励患者树立战胜疾病的信心，减轻精神压力，主动配合治疗。

④排泄护理：注意训练排便习惯，必要时可用开塞露、番泻叶或灌肠通便。对尿潴留患者，严格做好留置导尿的护理，注意尿量、尿色及尿量性质的变化。

⑤皮肤护理：患者运动、感觉障碍，局部血液循环差，注意皮肤护理。保持床铺平整干燥，定时翻身、拍背，按摩受压部位，预防压力性损伤。

⑥保持呼吸道通畅：床旁备吸引装置，如果患者发生呛咳、误吸或呕吐，应立即让患者取头侧位，及时清理口鼻分泌物和呕吐物，保持呼吸道通畅，预防窒息和吸入性肺炎。

（2）病情观察

严密监测生命体征、意识，观察有无恶心、呕吐及呕吐物的性状与量，准确记录出入量，预防消化道出血和脑疝发生。

（3）治疗配合

①脑栓塞治疗：与脑血栓形成治疗原则基本相同。主要是改善循环、减轻脑水肿、防止出血、缩小梗死范围。注意在合并出血性梗死时，应暂停溶栓、抗凝和抗血小板药，防止出血加重。

②原发病治疗：针对性治疗原发病有利于控制脑栓塞病情和预防复发。对感染性栓塞，应使用抗生素治疗；对脂肪栓塞，可采用肝素、5%的碳酸氢钠及脂溶剂；有心律失常者，应予以纠正；空气栓塞者，可进行高压氧治疗。

③抗栓治疗：心源性脑栓塞急性期一般不推荐抗凝治疗；有抗凝治疗指征但无条件使用抗凝药物时，可采用阿司匹林与氯吡格雷抗血小板治疗。本病由于易并发出血，溶栓治疗应严格掌握适应证。

护理要点：遵医嘱治疗原发病；注意甘露醇的正确使用；使用碳酸氢钠注射液应避免

药物外渗；观察药物不良反应；注意出（凝）血时间和对出血情况的观察。

三、脑出血的护理

脑出血（intracerebral hemorrhage，ICH）是指非外伤性脑实质内出血。该病发病率为每年45/10万人，占急性脑血管病的20%～30%。虽然脑出血的发病率低于脑梗死，但其致死率却高于后者，急性期病死率为30%～40%。脑出血常见于50岁以上患者，男性稍多于女性，寒冷季节发病率较高，患病者多有高血压病史。

（一）护理评估

1.病因

高血压合并细、小动脉硬化为脑出血最常见的病因，其他病因包括动-静脉血管畸形、脑淀粉样血管病变、血液病（如白血病、再生障碍性贫血、血小板减少性紫癜、血友病、红细胞增多症和镰状细胞病等）、抗凝或溶栓治疗等。

高血压脑出血的主要发病机制是脑内细、小动脉在长期高血压作用下发生慢性病变破裂所致。长期高血压可使脑细、小动脉发生玻璃样变性、纤维素样坏死，甚至形成微动脉瘤或夹层动脉瘤，在此基础上血压骤然升高时易导致血管破裂出血。破裂血管以豆纹动脉最常见。

2.临床表现

（1）一般表现：多在情绪激动或活动中突然发病，起病后症状常于数分钟至数小时内达到高峰。发病后多有伴血压明显升高。由于颅内压升高，常有头痛、呕吐和不同程度的意识障碍，如嗜睡和昏迷等。

（2）局限性定位表现：取决于出血量和出血部位。①壳核出血：最常见，占脑出血的50%～60%。壳核出血最常累及内囊出现"三偏征"（病灶对侧偏瘫、偏身感觉障碍和同向性偏盲），优势半球受累可伴有失语。②丘脑出血：占脑出血的10%～15%。常有病灶对侧偏瘫、偏身感觉障碍，可有特征性眼征，如不能上视或凝视鼻尖、眼球偏斜或分离性斜视、眼球会聚障碍等。小量丘脑出血者可出现运动性震颤和帕金森综合征样表现。③脑桥出血：约占脑出血的10%。大量出血患者迅速出现昏迷、双侧针尖样瞳孔、呕吐咖啡样胃内容物、中枢性高热、中枢性呼吸障碍、四肢瘫痪等；小量出血者可无意识障碍，表现为交叉瘫。④小脑出血：约占脑出血的10%，常有头痛、呕吐，眩晕和共济失调明显。小量出血者主要表现为患侧共济失调、眼球震颤等，多无瘫痪；大量出血者，病情迅速进展，出现昏迷及脑干受压征象。⑤脑叶出血：占脑出血的5%～10%，出血以顶叶多见，其次为颞叶、枕叶、额叶。顶叶出血可有偏身感觉障碍、轻偏瘫、对侧下象限盲、癫痫；颞叶出血可有Wernicke失语、对侧上象限盲、癫痫；枕叶出血可有视野缺损；额叶出血可有偏瘫、尿便障碍、Broca失语等。

3.并发症

可导致肺部感染、消化道出血、压力性损伤、窒息、脑水肿、脑疝等多种并发症。

4.辅助检查

（1）影像学检查：颅脑CT是诊断脑出血的首选方法，可清楚显示出血部位、出血量大小、血肿形态、是否破入脑室等。病灶多呈圆形或卵圆形均匀高密度区，边界清楚。MRI对检出脑干和小脑的出血灶优于CT、MRA，可发现脑血管畸形、血管瘤等病变。

（2）脑脊液检查：脑出血患者一般无须进行腰椎穿刺检查，以免诱发脑疝形成，如需排除蛛网膜下腔出血，可谨慎进行。

（3）其他检查：包括血常规、血液生化、凝血功能、心电图检查等。

5.心理、社会状况

患者常对应激反应强烈和长期心态失衡，或有长期大量饮酒和吸烟等不良生活习惯，生活方式单调，缺乏运动等；因病重、疗效不明显、康复时间长等，患者常有沮丧、悲观或急躁情绪。因缺乏照顾、经济负担重，常存在家庭、社会支持差等情况。

（二）护理诊断和合作性问题

1.意识障碍

与脑出血、脑水肿所致大脑功能受损有关。

2.躯体活动障碍

与皮质脊髓束损伤有关。

3.感知改变

与感觉传导束损伤有关。

4.语言沟通障碍

与语言中枢损伤有关。

5.体温过高

与体温调节中枢受损或合并感染有关。

6.焦虑

与生活自理困难有关。

7.有失用综合征的危险

与运动障碍、长期卧床有关。

8.潜在并发症

脑疝、消化道出血、泌尿道或呼吸道感染。

（三）护理措施

1.一般护理

（1）休息与活动：急性期绝对卧床休息，发病24～48 h避免搬动患者，病室保持安静，患者侧卧位，抬高床头15°～30°，减轻脑水肿；谵妄、躁动患者加保护性床栏，必要时给予约束带约束；严格限制探视，避免各种刺激，各项治疗、护理操作应集中进行，使患者得到充分休息。

（2）饮食护理：急性脑出血患者在发病24 h内禁食，24 h后如病情平稳，可行鼻饲流质饮食，保证足够的蛋白质、维生素的摄入。鼻饲前应抽胃液观察，如呈咖啡色，应及时通知医师。意识清醒后如无吞咽困难，可拔胃管，给予易吞咽软食。进食时患者取坐位，进食应缓慢，食物送至口腔健侧近舌根处，以利吞咽。给患者充足的进餐时间。进餐后保持坐立位30～60 min。水、汤等液体容易误吸，吞咽困难的患者不能用吸管喝水或喝汤。昏迷或吞咽障碍者，发病第2～3天遵医嘱给予胃管鼻饲。加强口腔护理，及时吸痰，保持呼吸道通畅；留置导尿管者应作膀胱冲洗，昏迷患者可酌情用抗生素预防感染。

（3）心理护理：稳定患者的情绪，避免不良刺激，护士及家属应表现出极大的热情，主动帮助患者洗脸、喂饭、洗澡、处理大小便等。事事处处关心爱护，不得有任何不耐烦的表现，不讲任何伤情感的话，使患者心情舒畅，不孤独，鼓起继续生活的勇气。要积极进行心理疏导，神志清醒、病情稳定、危险期过后，给患者讲解脑出血的有关知识，让患者了解本病多由高血压和动脉硬化引起，告诉患者不能急躁，不要屏气用力，要积极配合医师治疗。

2.病情观察

密切观察患者的意识、瞳孔大小、血压、呼吸等改变，有条件时应对昏迷患者进行监护。评估有无剧烈头痛、喷射性呕吐、躁动不安、血压升高、脉搏减慢、呼吸不规则、一侧瞳孔散大、意识障碍加重等脑疝的先兆表现；观察有无呃逆、上腹部饱胀不适或疼痛、呕血、便血、尿量减少等症状，警惕上消化道出血的发生；使用脱水降颅内压药物时应注意监测尿量与电解质的变化，防止低血钾和肾功能受损。

3.治疗配合

治疗原则为安静卧床、脱水降颅内压、调整血压、防止继续出血、加强护理、防治并发症。

（1）一般治疗：一般应卧床休息2～4周，保持安静，避免情绪激动和血压升高；注意水、电解质平衡；预防吸入性肺炎，早期积极控制感染；明显头痛、过度烦躁不安者，可酌情适当给予镇静止痛剂；便秘者可选用缓泻剂。

（2）降低颅内压：脑水肿可使颅内压增高，并致脑疝形成。积极控制脑水肿，降低颅内压是脑出血急性期治疗的重要环节。常用20%甘露醇静脉滴注。

（3）调整血压：血压过高会增加再出血的风险，因此需要控制血压。一般来说，当收缩压＞200 mmHg，要持续应用静脉降压药物积极降低血压；如果没有颅内压增高的证据，降压目标则为160/90 mmHg。脑出血恢复期应积极控制血压，尽量将血压控制在正常范围内。

（4）止血治疗：止血药物，如6-氨基己酸、氨甲苯酸、巴曲酶等对高血压动脉硬化性脑出血的作用不大。如有凝血功能障碍，可针对性给予止血药物治疗，例如肝素治疗并发的脑出血可用鱼精蛋白中和，华法林治疗并发的脑出血可用维生素K拮抗。

（5）手术治疗：严重脑出血危及患者生命时，内科治疗通常无效，外科治疗则有可能挽救生命。主要手术方法包括：去骨瓣减压术、小骨窗开颅血肿清除术、钻孔血肿抽吸术和脑室穿刺引流术等。

护理要点：正确使用甘露醇等降颅内压药物，积极处理脑疝。当患者出现脑疝先兆表现时，应立即报告医师，建立静脉通路，遵医嘱给予快速脱水降颅内压药物（如使用甘露醇应在15～30 min 滴完）；立即清除呕吐物和口鼻腔内分泌物，保持呼吸道通畅，防止舌根后坠和窒息；迅速输氧，备好气管切开包、脑室穿刺引流包、心电监护仪、呼吸机和抢救药物。遵医嘱正确及时应用降压药物，降压速度不可过快，要加强监测，每30 min测血压1次，并做好记录，避免患者情绪躁动、剧烈咳嗽、打喷嚏、用力排便等。

（6）康复治疗：脑出血后，只要患者的生命体征平稳、病情不再进展，宜尽早进行康复治疗。有条件的医院应建立卒中单元。卒中单元是指改善住院卒中患者疗效的医疗管理模式，专为卒中患者提供药物治疗、肢体康复、语言训练、心理康复和健康康复的组织系统。卒中单元的核心工作人员包括临床医师、专业护士、物理治疗师、职业治疗师、语言训练师和社会工作者。

（四）健康教育

脑出血的发病大多因用力和情绪改变等外加因素使血压骤然升高所致，应指导患者尽量避免使血压升高的各种因素，避免过分喜悦、愤怒、焦虑、恐惧、悲伤等不良情绪和惊吓等刺激；建立健康的生活方式，保证充足睡眠，适当运动，避免体力或脑力的过度劳累和突然用力过猛；养成定时排便的习惯，保持大便通畅，避免用力排便；戒烟、酒；遵医嘱正确服用降压药，防止血压骤升或骤降。

四、蛛网膜下腔出血的护理

蛛网膜下腔出血（subarachnoid hemorrhage，SAH）是指颅内血管破裂，血液流入蛛网膜下腔。SAH分为外伤性和自发性两种。自发性又分为原发性和继发性两种类型。原发性蛛网膜下腔出血为脑底或脑表面血管病变（如颅内动脉瘤、脑血管畸形、高血压脑动脉硬化所致的微动脉瘤等）破裂，血液流入蛛网膜下腔，占急性脑卒中的10%左右；继发性蛛网膜下腔出血为脑内血肿穿破脑组织，血液流入蛛网膜下腔。

（一）护理评估

1.病因

SAH最常见的病因为颅内动脉瘤，还可见于高血压、动脉粥样硬化所致动脉瘤及感染所致的真菌性动脉瘤；其次是动静脉畸形、颅内肿瘤、血液系统疾病、Moyamoya病、颅内静脉系统血栓形成和抗凝治疗并发症等。此外，约10%患者病因不明。

2.临床表现

SAH临床表现差异较大，轻者可没有明显症状和体征，重者可突然昏迷甚至死亡。以中青年发病居多，起病突然，多数患者发病前有明显诱因（剧烈运动、过度疲劳、用力排便、情绪激动等）。

（1）症状：突发异常剧烈全头痛是动脉瘤性SAH的典型表现，头痛不能缓解或呈进行性加重，多伴发一过性意识障碍和恶心、呕吐。约25%的患者可出现精神症状，如欣快、谵妄和幻觉等，部分患者可出现消化道出血、急性肺水肿和局灶性神经功能缺损症状等。

（2）体征：患者出现颈强直、Kernig征、Brudzinski征等脑膜刺激征阳性表现。

3.并发症

SAH常见并发症有再出血、脑血管痉挛、脑积水、癫痫发作、低钠血症。再出血是SAH主要的急性并发症，20%的动脉瘤患者病后10～14 d可发生再出血。

4.辅助检查

（1）头颅CT检查：是诊断SAH的首选方法，CT显示大脑外侧裂池、前纵裂池、鞍上池、脑桥小脑角池、环池和后纵裂池高密度出血征象。

（2）脑脊液检查：如果CT扫描结果阴性，强烈建议行腰椎穿刺脑脊液检查。均匀血性脑脊液是SAH的特征性表现。

（3）数字减影血管造影（DSA）：条件具备、病情许可时应争取尽早行全脑DSA检查，以确定有无动脉瘤，查找出血原因，决定治疗方法和判断预后。一般出血3 d内或3周后进行为宜。

（4）其他：血常规、凝血功能和肝功能等检查有助于寻找其他出血原因。

5.心理、社会状况

患者常有忧郁、沮丧、烦躁、易怒、悲观、失望等情绪反应。

（二）护理诊断和合作性问题

1.疼痛（头痛）

与脑水肿、颅内压增高、血液刺激脑膜或继发性脑血管痉挛有关。

2.恐惧

与担心再出血、害怕DSA检查、担心开颅手术以及担心疾病预后有关。

3.生活自理缺陷

与医源性限制（需长期卧床）有关。

4.知识缺乏

缺乏与疾病相关的知识。

5.潜在并发症

再出血。

（三）护理措施

1.一般护理

（1）休息与活动：绝对卧床休息4～6周，为患者提供安静、安全、舒适的休养环境，减少探视，避免不良的声、光刺激，治疗、护理活动集中进行，避免频繁接触患者和打扰患者休息。如经治疗、护理1个月左右，患者症状好转，经头部CT检查证实血液基本吸收或经DSA检查没有发现颅内血管病变者，可遵医嘱逐渐抬高床头、床上坐位、下床站立和适当活动。

（2）饮食护理：保证营养供给，以增强机体抵抗力。以质软、营养丰富、易消化的食物为主，牛奶、瘦肉、鱼、粥类均可食用。少量多餐，进食勿过饱，避免生冷、煎炸、坚硬食物。若进食有困难,可将瘦肉、蔬菜、主食煮熟,用搅拌机打成流质,经鼻饲管进行鼻饲。做好口腔护理,每周更换鼻饲管1次。

(3)心理护理:指导患者了解疾病的过程与预后、DSA 检查的目的与安全性等相关知识。消除患者紧张、恐惧、焦虑心理,增强患者战胜疾病的信心,配合治疗和检查。

(4)避免诱因:告诉患者及家属容易诱发再出血的各种因素,避免精神紧张、情绪波动、用力排便、屏气、剧烈咳嗽及血压过高等诱发因素。如便秘时给予缓泻药,血压过高时遵医嘱降压,烦躁时给予镇静剂等。

2.病情观察

SAH 再发率较高,以首次出血后1个月内再出血的危险最大,2周再发率最高。再出血的临床特点为首次出血后病情稳定的情况下,突然再次出现剧烈头痛、呕吐、抽搐发作、昏迷、脑膜刺激征明显加重等。应密切观察病情变化,发现异常,及时报告医师处理。

3.治疗配合

(1)一般处理:有条件时应收入重症监护室,密切监测生命体征,保持呼吸道通畅。使用脱水剂,如甘露醇、呋塞米降低颅内压。避免用力排便和情绪波动,保持大便通畅。烦躁者予镇静药,头痛者予镇痛药。

(2)预防再出血:强调绝对卧床休息4~6周。调控血压,防止血压过高导致再出血,最好选用尼卡地平、拉贝洛尔和艾司洛尔等降压药,一般应将收缩压控制在 160 mmHg 以下。可适当应用止血药物,如 6-氨基己酸、氨甲苯酸等抗纤溶药物。动脉瘤夹闭或血管内治疗是预防 SAH 再出血最有效的治疗方法。

(3)防治脑血管痉挛:推荐早期使用口服或静脉泵入尼莫地平改善患者预后。

(4)脑积水处理:SAH 急性期合并症状性脑积水应行脑脊液分流术治疗。

(5)放脑脊液疗法:每次释放脑脊液 10~20 ml,每周2次,可以促进血液吸收和缓解头痛,也可减少脑血管痉挛和脑积水发生,但应警惕脑疝、颅内感染和再出血的危险。

护理要点:①绝对卧床休息4~6周,避免增加患者血压和颅内压的因素。②遵医嘱正确用药。使用甘露醇等脱水剂治疗应快速静脉滴注,必要时记录 24 h 尿量;尼莫地平等缓解脑血管痉挛的药物可出现皮肤发红、多汗、心动过缓或过速、胃肠不适、血压下降等不良反应，应适当控制输液速度。

（四）健康教育

SAH患者一般在首次出血3周后进行DSA检查，医务人员应告知脑血管造影的相关知识，指导患者积极配合检查，以明确病因，尽早手术，解除隐患或危险。

第三节　癫痫的护理

癫痫（epilepsy）是多种原因导致的脑部神经元高度同步化异常放电所致的临床综合征，临床表现具有发作性、短暂性、重复性和刻板性的特点。异常放电神经元的位置不同及异常放电波及的范围差异，导致患者的发作形式不一，可表现为感觉、运动、意识、精神、行为、自主神经功能障碍或兼有之。癫痫是神经系统常见疾病，流行病学资料显示癫痫的年发病率为（50~70）/10万人，患病率约为5‰。我国目前约有900万癫痫患者，每年新发癫痫患者65万~70万人，30%左右为难治性癫痫，我国的难治性癫痫患者数至少在200万人。

癫痫的分类非常复杂，目前应用最广泛的是国际抗癫痫联盟（ILAE）于1981年提出的癫痫发作分类方案。

一、护理评估

1.病因

（1）症状性癫痫：由各种明确的中枢神经系统结构损伤或功能异常所致，如脑外伤、脑血管疾病、脑肿瘤、中枢神经系统感染、脑寄生虫病、遗传代谢性疾病、皮质发育障碍、神经系统变性疾病、药物和毒物等。

（2）特发性癫痫：病因未明，未发现脑部有足以引起癫痫发作的结构性损伤或功能异常，可能与遗传因素密切相关。

（3）隐源性癫痫：临床表现提示为症状性癫痫，但现有的检查手段不能发现明确的病因，占全部癫痫的 60%～70%。

2.临床表现

癫痫临床表现丰富多样，但均具发作性、短暂性、重复性、刻板性的特征。

（1）部分性发作：①单纯部分性发作，发作时程短，一般不超过 1 min，无意识障碍。单纯部分性发作可分为 4 种：一是部分运动性发作，表现为身体某一局部发生不自主抽动，多见于一侧眼睑、口角、手或足趾；二是部分感觉性发作，常表现为一侧肢体麻木感或针刺感，多发生在口角、舌、手指或足趾；三是自主神经性发作，出现面部及全身潮红、多汗、瞳孔散大、呕吐、腹痛、烦渴和欲排尿感；四是精神性发作，可表现为各种类型的记忆障碍、情感障碍、错觉、幻觉等。②复杂部分性发作，也称为精神运动性发作，占成人癫痫发作的 50%以上。临床表现有较大差异，可仅表现为意识障碍，或表现为意识障碍和自动症，或表现为意识障碍与运动症状。

（2）全面性发作：多在发作初期就有意识丧失。①失神发作。典型失神发作，儿童期起病，青春期前停止发作，特征性表现是突然、短暂的意识丧失和正在进行的动作中断，双眼茫然凝视，呼之不应等，一般不会跌倒，事后对发作全无记忆，每日可发作数次至数百次，发作后立即清醒，可继续先前活动。非典型失神发作，与典型失神发作的突发突止相比，起始缓慢，发作后常不像典型失神发作一样，能很快继续之前的动作和谈话。②全面性强直-阵挛发作。意识丧失、双侧强直后出现阵挛是此型发作的主要临床特征。早期出现意识丧失、跌倒，随后其发作经过可分为 3 期。一是强直期，表现为全身骨骼肌持续性收缩，可出现眼球上翻或凝视；牙关紧闭，可咬伤舌尖；患者尖叫一声，呼吸暂停；颈和躯干反张；上肢内收旋前，下肢伸直，持续 10～20 s 后转入阵挛期。二是阵挛期，肌肉交替性收缩与松弛，呈一张一弛交替性抽动，阵挛频率逐渐减慢，松弛时间逐渐延长，本期可持续 30～60 s 或更长。在一次剧烈痉挛后，发作停止，进入发作后期。以上两期均可发生舌咬伤，并伴呼吸停止、血压升高、心率加快、瞳孔散大、对光反射消失，Babinski 征可为阳性。三是发作后期，全身肌肉松弛，括约肌松弛可发生尿失禁。呼吸首先恢复，随后瞳孔、血压、心率渐至正常，意识逐渐恢复。从发作到意识恢复历时 5～15 min。醒后患者常感头痛、全身酸痛、嗜睡。

（3）癫痫持续状态：癫痫连续发作之间意识尚未完全恢复又频繁再发，或癫痫发作持续30 min以上未自行停止。癫痫持续状态是内科常见急症，若不及时治疗，可因高热、循环衰竭、电解质紊乱导致永久性脑损害，致残率和死亡率均很高。任何类型的癫痫均可出现癫痫持续状态，其中全面性强直-阵挛发作最常见，危害性也最大。

3.辅助检查

（1）脑电图（EEG）检查：诊断癫痫最重要的辅助检查方法，有助于明确癫痫的诊断及分型。常规头皮脑电图仅能记录到49.5%患者的痫样放电，采用过度换气、闪光等刺激诱导方法还可进一步提高脑电图的阳性率，但仍有部分癫痫患者的脑电图检查始终正常。

（2）影像学检查：包括CT、MRI，可确定脑结构异常或病变，对癫痫诊断和分类颇有帮助，有时可做出病因诊断，如颅内肿瘤、灰质异位等。

4.心理、社会状况

大多数患者因为患癫痫而感到耻辱，尽量掩盖自己的病情，减少来自外界的羞辱和歧视；部分家庭成员特别是父母对癫痫诊断通常感到恐惧、焦虑、沮丧，错误地认为癫痫是无法治愈的疾病；在公众的心里，癫痫的症状与智能减退、精神错乱等同，患有癫痫被看作一种难以启齿的不光彩的缺陷，受到不同程度的歧视和误解。由于家庭成员和公众受传统观念影响或是对癫痫相关知识的缺乏导致不正确地对待癫痫患者，使患者在上学、就业、婚姻等方面困难重重，患者不能积极融入社会，成为社会的负担。

二、护理诊断和合作性问题

1.有受伤的危险

与癫痫发作突然意识丧失或精神失常、判断障碍有关。

2.有窒息的危险

与癫痫发作时意识丧失、喉头痉挛、气道分泌物增多有关。

3.知识缺乏

缺乏疾病预防保健的知识。

4.社交孤立

与自卑有关。

三、护理措施

1.一般护理

（1）休息与活动：癫痫发作时和发作后均应卧床休息，给患者创造安全、安静的休养环境，保持室内光线柔和、无刺激；床两侧均需安装床栏；清除床旁桌上的热水瓶、玻璃杯等危险物品；在病室床头的显著位置安放"谨防跌倒、小心舌咬伤"的警示牌；频繁发作期，在进行室外活动或外出就诊时最好佩戴安全帽和随身携带安全卡。

（2）饮食护理：宜进食清淡、无刺激、富有营养的食物，保持大便通畅，避免饥饿或过饱，戒除烟、酒、咖啡。

（3）心理护理：突然而反复多次的发作常使患者无法正常工作和生活，患者常常为此苦恼，以致精神负担加重，容易变得紧张、焦虑、抑郁、淡漠、易怒等。护士应仔细观察患者的心理反应，关心、理解、尊重患者，鼓励患者表达自己的心理感受，指导患者面对现实，采取积极的应对方式，配合长期药物治疗。

2.病情观察

严密监测生命体征及神志、瞳孔变化，注意发作过程有无心率加快、血压升高、呼吸减慢、瞳孔散大、牙关紧闭、大小便失禁等情况；观察发作的类型，记录发作的持续时间与频率；观察发作停止后患者意识是否完全恢复，有无头痛、疲乏及行为异常等表现。

3.治疗配合

（1）病因治疗：有明确病因的，如寄生虫、低血糖、低血钙、脑部肿瘤等应分别尽可能彻底治疗。

（2）发作时的治疗：镇静首选地西泮静脉注射。原则上预防外伤及并发症。保持呼吸道通畅，高热时降温，脑水肿时给予甘露醇和呋塞米注射，预防和控制感染。

护理要点：发作时应立即将患者就地平放，解开衣领、衣扣和裤带，取下活动性义齿，头放低且偏向一侧，便于唾液和分泌物自口角流出，床边备吸引器，及时吸痰，必要时用舌钳将舌拖出,防止舌后坠阻塞呼吸道,以保持呼吸道通畅;及时给氧;尽快将压舌板或筷子、纱布、手帕、小布卷等置于患者口腔的一侧上下磨牙之间,以防舌咬伤;抽搐发作时,不可用力按压抽搐肢体,以免造成骨折、脱臼;发作时不可喂水、喂食物,以免发生呛咳、窒息;发作后患者可有短期的意识模糊,禁用口表测量体温,防止患者咬断体温计而损伤舌头、口腔黏膜等;严密观察生命征及神志、瞳孔变化,观察有无呼吸困难、心率加快、表情恐怖、两手乱抓等窒息表现,出现窒息立即取头低位,拍打背部,吸取痰液及口腔分泌物,吸氧,必要时可行气管插管或气管切开。

(3)抗癫痫药物(AEDs)治疗:目前癫痫的治疗仍以药物治疗为主,药物治疗的目标是控制癫痫发作或最大限度地减少发作次数,长期治疗无明显不良反应,使患者保持或恢复其原有的生理、心理状态和生活工作能力。

治疗原则:①尽可能单药治疗,从小剂量开始,缓慢增量至最低有效剂量。②单药治疗仍不能控制发作,应考虑合理的联合治疗。③全面性强直-阵挛发作、强直性发作、阵挛性发作完全控制4~5年后,失神发作停止半年后可考虑停药,但停药前应有缓慢减量的过程,一般不少于1年,无发作者方可停药。④根据癫痫发作类型选择药物。丙戊酸钠是全面性发作,尤其是全面性强直-阵挛发作合并典型失神发作的首选药;卡马西平是部分性发作的首选药物;苯巴比妥常作为小儿癫痫的首选药物。

护理要点:根据癫痫发作的类型,遵医嘱用药,注意观察用药疗效和不良反应。①用药注意事项:药物治疗原则为从单一小剂量开始,尽量避免联合用药;坚持长期服药,嘱患者不可随意增减药物剂量,不能随意停药或换药;药物保管最好由家属代为保管,每天按时、按剂量督促患者服用,以防患者悲观时大剂量服用自杀。②药物不良反应的观察和处理:大多数抗癫痫药物都有不同程度的不良反应,苯妥英钠可出现胃肠道反应、牙龈增生、毛发增多、粒细胞减少、智能及行为改变;卡马西平可引起眩晕、复视、骨髓抑制、皮疹及肝损伤等;丙戊酸钠可引起食欲缺乏、毛发减少、嗜睡、震颤、骨髓抑制、肝损伤等。使用抗癫痫药物前应检查肝、肾功能和血、尿常规,用药后还需每月检测血、尿常规,每季度检查肝、肾功能,至少持续半年。饭后服药可减轻胃肠道反应。较大剂量于睡前服用可减少白天镇静作用。

（4）癫痫持续状态的治疗：①迅速控制抽搐，首先用地西泮 10～20 mg 缓慢静脉注射，如有效，再将 60～100 mg 地西泮溶于 5%葡萄糖液或生理盐水中，于 12 h 内缓慢静脉滴注。②其他处理：保持呼吸道通畅，吸氧，必要时行气管插管或切开，尽可能对患者进行心电、呼吸、脑电的监测。建立静脉通路，积极防治并发症，脑水肿患者可用 20%甘露醇 125～250 ml 快速静脉滴注；预防性应用抗生素，控制感染；高热时可给予物理降温；纠正电解质紊乱和酸中毒，并给予营养支持治疗。

护理要点：①专人守护，加床栏以保护患者免受外伤。②立即遵医嘱缓慢静脉注射地西泮 10～20 mg，速度不超过每分钟 2 mg，必要时可在 15～30 min 内遵医嘱重复给药，也可用地西泮 60～100 mg 溶于 5%葡萄糖液或生理盐水中缓慢静脉滴注。③严密观察病情变化，用药过程中密切观察患者生命体征、意识、瞳孔等方面的变化；及时发现并处理高热、周围循环障碍、脑水肿等严重并发症。④注意保持呼吸道通畅，吸痰，吸氧，备好气管插管、气管切开器械。防止继发感染，保持病房环境安静，避免外界的各种刺激。

（5）外科治疗：患者经过长时间正规单药治疗，或先后用两种抗癫痫药物达到最大耐受剂量，以及经过一次正规的、联合治疗仍不见效，可考虑手术治疗。常用的方法有前颞叶切除术和选择性杏仁核-海马切除术，颞叶以外的脑皮质切除术，癫痫病灶切除术，大脑半球切除术等。

四、健康教育

1.癫痫相关知识的宣教

癫痫相关知识的宣教对象主要包括患者、父母、其他家庭成员以及关系密切的其他人员，如老师、朋友、同学、同事、上级等，宣教的目的是使患者及其他人员能够正确认识癫痫，积极配合医师的治疗，从而能增加治疗成功的机会。宣教的基本内容应涉及癫痫的基本概念；确诊为癫痫后应如何面对现实；如何向周围的人解释自己的病情；如何正确地选择治疗方案，规范化服用 AEDs 和监督用药的重要性和必要性；癫痫对患者的教育、职业、婚姻等各方面的影响；如何自我管理癫痫；日常生活的注意事项；如何记录发作；如何急救；如何在遇到紧急事件时能够让其他人及时了解病情等基本知识。但不同年龄段的患者宣教的侧重点和宣教对象有所不同，宣教途径包括直接指导、课堂教育、媒体、网络、科普书籍等。

2.生活方式的调整

指导患者生活有规律，适当参加体力与脑力劳动，避免疲劳、压力过大、睡眠不足、情感冲突，避免淋雨、过度换气、过度饮水、声光刺激等，预防感冒。给予清淡、无刺激、富含营养的饮食，避免辛、辣、咸的食物，避免饥饿或过饱，多吃蔬菜、水果，戒烟酒。

3.适当参加力所能及的社会工作

多参加有益的社会活动。禁止从事高风险的活动，如攀登、游泳、驾驶及在炉火旁、高压电机旁工作等，以免发作时危及生命。

4.遵医嘱按时服药

坚持按医嘱长期、有规律服药，避免突然停药、减药、漏服药及自行换药。定期复查血（尿）常规，肝、肾功能。外出时随身携带病情诊疗卡，注明姓名、地址、病史、联系电话等，以备发作时及时与家人取得联系和处理。

5.婚育指导

特发性癫痫且有家族史的女性患者，不宜生育；夫妻双方均有癫痫或一方患癫痫而另一方有家族史，不宜婚配。发作频繁、病情较重的女性患者不宜生育，因癫痫发作可致全身缺氧，影响胎儿的正常发育，服用抗癫痫药物可能导致胎儿畸形。

第四节　帕金森病的护理

帕金森病（Parkinson disease，PD）又名震颤麻痹，是一种常见的中老年神经系统退行性疾病，主要以黑质多巴胺（DA）能神经元进行性退变和路易小体形成的病理变化，纹状体区多巴胺递质降低、多巴胺与乙酰胆碱递质失衡的生化改变，震颤、肌强直、动作迟缓、姿势平衡障碍的运动症状和嗅觉减退、便秘、睡眠行为异常和抑郁等非运动症状的临床表现为显著特征。我国 65 岁以上人群总体患病率为 1700/10 万人，与欧美国家相似，患病率随年龄增加而升高，发病年龄平均约为 55 岁，多见于 60 岁以后，男性略多于女性。

一、护理评估

1.病因

帕金森病的主要病理改变为黑质多巴胺能神经元变性死亡，但为何会引起黑质多巴胺能神经元变性死亡尚未完全明了。目前认为帕金森病并非单因素所致，而是多因素交互作用下发病。除基因突变导致少数患者发病外，基因易感性可使患病概率增加，但并不一定发病，只有在环境因素、神经系统老化等因素共同作用下，才会导致发病。

2.临床表现

隐匿起病，缓慢发展。主要特点有：①静止性震颤。常为首发症状，多始于一侧上肢远端，静止时出现或明显，随意运动时减轻或停止，紧张或激动时加剧，入睡后消失。典型表现是拇指与示指呈"搓丸样"动作。②肌强直。被动运动关节时阻力增高，且呈一致性，类似弯曲软铅管的感觉，故称"铅管样肌强直"；在有静止性震颤的患者中可感到在均匀的阻力中出现断续停顿，如同转动齿轮，称为"齿轮样肌强直"。③运动迟缓。随意运动减少，动作缓慢、笨拙。早期手指精细动作，如解或扣纽扣、系鞋带等动作缓慢，逐渐发展成全面性随意运动减少、迟钝，晚期因合并肌张力增高，导致起床、翻身均有困难。体检见面容呆板，双眼凝视，瞬目减少，酷似"面具脸"。口、咽、腭肌运动迟缓时，表现语速变慢，语音低调。书写字体越写越小，呈现"小字征"。④姿势障碍。在疾病早期，表现为走路时患侧上肢摆臂幅度减小或消失，下肢拖曳。随病情进展，步伐逐渐变小、变慢，启动、转弯时步态障碍尤为明显，自坐位、卧位起立时困难。有时迈步后，以极小的步伐越走越快，不能及时止步，称为慌张步态。⑤感觉障碍。疾病早期即可出现嗅觉减退或睡眠障碍。中、晚期常有肢体麻木、疼痛。⑥自主神经功能障碍。临床常见，如便秘、多汗、脂溢性皮炎等。吞咽活动减少可导致流涎。疾病后期也可出现性功能减退、排尿障碍或直立性低血压。⑦精神障碍。近半数患者伴有抑郁，并常伴有焦虑。15%～30%的患者在疾病晚期发生认知障碍乃至痴呆，以及幻觉，其中视幻觉多见。

3. 辅助检查

（1）脑脊液检查：脑脊液中的高香草酸（HVA）含量可降低。

（2）影像学检查：CT、MRI 检查无特征性改变，PET 或 SPECT 检查有辅助诊断价值。行多巴摄取 PET 显像可显示多巴胺递质合成减少；行多巴胺转运蛋白（DAT）功能显像可显示显著降低，在疾病早期甚至亚临床期即能显示降低。

4. 心理、社会状况

帕金森病患者早期动作笨拙迟钝、语言断续、流涎，往往产生自卑、忧郁心理，回避人际交往，拒绝社交活动，整日沉默寡言、闷闷不乐；随着病程延长，病情进行性加重，患者丧失劳动能力，会产生焦虑、恐惧甚至绝望心理。

二、护理诊断和合作性问题

1. 躯体活动障碍

与黑质病变、锥体外系功能障碍所致震颤、肌强直、体位不稳、随意运动异常有关。

2. 自尊低下

与震颤、流涎、面肌强直等身体形象改变和言语障碍、生活依赖他人有关。

3. 知识缺乏

缺乏本病相关知识与药物治疗知识。

4. 营养失调（低于机体需要量）

与吞咽困难、饮食减少和肌强直、震颤所致机体消耗量增加等有关。

5. 言语沟通障碍

与咽喉部、面部肌肉强直，运动减少、减慢有关。

6. 潜在并发症

外伤、压力性损伤、感染。

三、护理措施

1. 一般护理

（1）休息与活动：起病初期患者主要表现为震颤，应指导患者维持和增加兴趣爱好，鼓励患者尽量参加有益的社交活动，坚持适当运动锻炼，如养花、下棋、散步、打太极拳等，注意保持身体和各关节的活动强度与最大活动范围。对于已出现某些功能障碍或起坐已感到困难的患者要有计划、有目的地锻炼，鼓励患者自主活动，尽可能减少生活中对他人的依赖。疾病晚期患者出现显著的运动障碍而卧床不起，应帮助患者采取舒适体位，被动活动关节，按摩四肢，注意动作轻柔，勿造成患者疼痛和骨折。

(2) 饮食护理：给予高热量、高维生素、高纤维素、低盐、低脂、适量优质蛋白的易消化饮食，戒烟酒。鼓励患者多食水果、新鲜蔬菜，及时补充水分，以保持大便通畅。蛋白不宜盲目给予过多，以免降低左旋多巴类药物的疗效。槟榔为拟胆碱能食物，会降低抗胆碱能药物疗效，应避免食用。对于流涎过多的患者，可使用吸管吸食流食；对于吞咽功能障碍的患者，应选用稀粥、蒸蛋等小块食物或黏稠不易反流的食物；对于进食困难、饮水反呛的患者，要及时给予鼻饲。

(3) 心理护理：帕金森病患者多存在抑郁等心理障碍，抑郁可以发生在帕金森病运动症状出现前和出现后，是影响患者生活质量的主要危险因素之一，也会影响抗帕金森病药物治疗的有效性。因此，要重视改善患者的抑郁等心理障碍，予以有效的心理疏导。护士应细心观察患者的心理反应，鼓励患者表达并注意倾听其心理感受，及时给予正确的信息和引导，使其能接受和适应自己目前的状态并能设法改善。鼓励患者尽量维持过去的兴趣与爱好，多与他人交往。指导家属关心体贴患者，为患者创造良好的亲情氛围。

(4) 对症护理：卧床患者睡气垫床或按摩床，保持床单位整洁、干燥，定时翻身、拍背，并注意做好骨突处保护，预防压力性损伤。对言语不清、构音障碍的患者，应耐心倾听患者的主诉，指导患者采用手势、纸笔、画板等沟通方式与他人交流。对于顽固性便秘者，应指导患者多进食含纤维素多的食物，多吃新鲜蔬菜、水果，多喝水，每天顺时针按摩腹部，还可指导患者适量服食蜂蜜、麻油等帮助通便，必要时遵医嘱口服液状石蜡、番泻叶等缓泻剂，或给予开塞露塞肛、灌肠、人工排便等。

2. 病情观察

评估患者饮食和营养状况，注意每天进食量和食品的组成；了解患者的精神状态与体重变化，评估患者的皮肤、尿量及实验室指标变化情况。

3.治疗配合

（1）药物治疗：药物治疗为首选，且是整个治疗过程中的主要治疗手段。用药原则为以达到有效改善症状、提高工作能力和生活质量为目标，尽可能以最小剂量达到满意的临床效果。

常用药物：①抗胆碱能药。目前，国内主要应用苯海索（安坦），主要适用于震颤明显且年轻的患者，而对无震颤的患者不推荐应用。对<60岁的患者，要告知长期应用本类药物可能会导致其认知功能下降，所以要定期复查认知功能，一旦发现患者的认知功能下降，则应立即停用；对年龄≥60岁的患者最好不用抗胆碱能药。②金刚烷胺。对少动、强直、震颤均有改善作用。③复方左旋多巴（苄丝肼左旋多巴、卡比多巴左旋多巴）。至今仍是治疗本病最基本、最有效的药物，对震颤、强直、运动迟缓等均有较好疗效。④多巴胺受体激动剂。目前大多推崇非麦角类多巴胺受体激动剂为首选药物，尤其适用于早发型帕金森病患者的病程初期，如吡贝地尔缓释片、普拉克索。⑤单胺氧化酶B（MAO-B）抑制剂。常用司来吉兰和雷沙吉兰。⑥儿茶酚-氧位-甲基转移酶（COMT）抑制剂。恩他卡朋和托卡朋。

护理要点：告诉患者需要长期或终身服药治疗，告知药物种类、用法、服药注意事项、疗效和不良反应及处理。抗胆碱能药物常见不良反应为口干、视物模糊、少汗、便秘、排尿困难等，闭角型青光眼及前列腺肥大患者禁用。金刚烷胺的不良反应有不宁、意识模糊、下肢网状青斑、踝部水肿等，均较少见；肾功能不全、癫痫、严重胃溃疡、肝病患者慎用，哺乳期妇女禁用。服左旋多巴不应同时服B族维生素，以免影响疗效。复方左旋多巴的不良反应有恶心、呕吐、低血压、心律失常、症状波动、异动症和精神症状等，还可出现"开关现象""剂末现象"，活动性消化性溃疡患者慎用，闭角型青光眼、精神病患者禁用；餐前1 h或餐后1.5 h服药。多巴胺受体激动剂的不良反应与复方左旋多巴相似，不同之处是症状波动和异动症发生率低，而直立性低血压、脚踝水肿和精神异常（幻觉、食欲亢进、性欲亢进等）的发生率较高；应从小剂量开始，逐渐缓慢增加剂量直至有效剂量维持。

（2）手术及干细胞治疗：早期药物治疗显效，而长期治疗疗效明显减退，或出现严重的运动波动及异动症者，可考虑手术治疗。需强调的是，手术可以明显改善运动症状，而不能根治疾病，术后仍需药物治疗，但可相应减少剂量。手术方法主要有神经核团毁损术和脑深部电刺激术。正在兴起的干细胞（包括诱导性多能干细胞、胚胎干细胞、神经干细胞、骨髓基质干细胞）移植结合神经营养因子基因治疗是正在探索中的一种较有前景的新疗法。

（3）康复与运动疗法：康复与运动疗法对帕金森病症状的改善乃至对延缓病程的进展可能都有一定的帮助。帕金森病患者多存在步态障碍、姿势平衡障碍、语言和（或）吞咽障碍等，可以根据不同的运动障碍进行相应的康复或运动训练，如做健身操、打太极拳、慢跑等运动进行步态训练、姿势平衡训练等。若能每日坚持，则有助于提高患者的生活自理能力，改善运动功能，并能延长药物的有效期。

4.安全护理

对于上肢震颤未能控制、日常生活动作笨拙的患者，应谨防烧伤、烫伤等，如避免患者自行使用液化气炉灶，尽量不让患者自己从开水瓶中倒水。对有幻觉、错觉、欣快、抑郁、精神错乱、意识模糊或智能障碍的患者，应特别强调专人陪护。护士应认真查对患者是否按时服药，有无误服，药物代为保管，每次送服到口；严格执行交接班制度，禁止患者自行使用锐利器械和危险品；智能障碍的患者应安置在有严密监控的区域，避免发生自伤、坠床、坠楼、走失、伤人等意外。

四、健康教育

1.皮肤护理

患者因震颤和不自主运动，出汗多，易造成皮肤刺激和不舒适感，还可导致皮肤破损和继发皮肤感染，应勤洗、勤换，保持皮肤清洁；中晚期患者因运动障碍，卧床时间增多，应勤翻身、勤擦洗，预防压力性损伤。

2.康复训练

鼓励患者维持和培养兴趣爱好，坚持适当运动和体育锻炼，做力所能及的家务劳动等。

患者应坚持主动运动，如散步、打太极拳等，保持关节活动的最大范围；加强日常生活、动作训练，进食、洗漱、穿脱衣服等应尽量自理；卧床患者协助被动活动关节和按摩肢体，预防关节僵硬和肢体挛缩。

3.安全护理

指导患者避免登高和操作高速运转的机器，不要单独使用煤气、热水器及锐利器械，防止受伤；避免让患者进食带骨刺的食物和使用易碎的器皿；外出时需人陪伴，尤其是精神障碍者，其衣服口袋内要放置写有患者姓名、住址和联系电话的"安全卡片"，或佩戴手腕识别牌，以防走失。

4.照顾者指导

本病为一种无法根治的疾病，病程长达数年或数十年，家庭成员身心疲惫，容易产生无助感。医护人员应关心患者家属，倾听他们的感受，尽力帮他们解决困难，走出困境，以便给患者更好的家庭支持。照顾者应关心体贴患者，协助进食、服药和日常生活的照顾；督促患者遵医嘱正确服药，防止错服、漏服；细心观察、积极预防并发症和及时识别病情变化。

第五节 重症肌无力的护理

重症肌无力（myasthenia gravis，MG）是乙酰胆碱受体抗体（AChR-Ab）介导、细胞免疫依赖及补体参与的一种神经-肌肉接头（neuromuscular junction，NMJ）处传递障碍的自身免疫性疾病，病变主要累及 NMJ 突触后膜上的乙酰胆碱受体（acetylcholine receptor，AChR）。中国平均年发病率约为 0.68/10 万人（女性 0.78/10 万人，男性 0.60/10 万人），患病率约为 1/5 000。临床特征为部分或全部骨骼肌易于疲劳，呈波动性无力，有活动后加重、休息后减轻和晨轻暮重等特点。

一、病因与发病机制

MG 的发病原因包括自身免疫、被动免疫（暂时性新生儿 MG）、遗传性（先天性肌无力综合征）及药源性（D-青霉胺等）等因素。MG 的患者中 80%以上有胸腺肥大、淋巴滤泡增生，10%～20%的患者合并胸腺肿瘤。切除胸腺后肌无力缓解，提示本病与自身免疫异常有关。正常的胸腺是 T 细胞成熟的场所，T 细胞可介导免疫耐受以免发生自身免疫反应，而 AChR-Ab 由 B 细胞在增生的胸腺中产生。在胸腺中还发现有"肌样细胞"的存在，这些细胞由于病毒或其他非特异性因子感染胸腺后，导致"肌样细胞"上的 AChR 构型发生某些变化，刺激了机体的免疫系统而产生了 AChR 抗体。

发病机制可能为体内产生的 AChR-Ab，在补体参与下与 AChR 发生应答，足够的循环抗体能使 80%的肌肉 AChR 达到饱和，经由补体介导的细胞膜溶解作用使 AChR 大量破坏，导致突触后膜传递障碍而产生肌无力。

二、临床表现

任何年龄均可发病，20～40 岁发病患者以女性多见，40～60 岁发病患者以男性居多，且多合并胸腺瘤。感染、精神创伤、过劳为诱因。起病隐匿，首发症状多为一侧或双侧眼外肌麻痹、眼睑下垂、双眼复视，重者眼球运动明显受限，甚至眼球固定，双侧眼外肌受累时双眼症状多不对称。一般平滑肌、膀胱括约肌、瞳孔括约肌均不受累。主要临床特征是受累肌肉呈病态疲劳，连续收缩后发生无力甚至瘫痪，休息后又可好转；症状多于下午或傍晚劳累后加重，早晨和休息后减轻，呈较规律的晨轻暮重波动性变化。患者如发生延髓支配肌肉和呼吸肌严重无力，以致不能维持换气功能即为危象，又称重症肌无力危象，是 MG 死亡的主要原因。肺部感染或手术（如胸腺切除术）可诱发危象，情绪波动和系统性疾病可加重症状。

根据受累骨骼肌的解剖部位及受累程度，临床常采用 Osserman 分型，便于临床治疗分期和预后判断。

Ⅰ型：单纯眼肌型（15%～20%）

仅为单纯眼外肌受累，出现上睑下垂和复视。此型为良性，但对药物治疗的敏感性较差。

ⅡA型：轻度全身型（30%）

四肢肌肉轻度受累，可合并眼外肌受累，无咀嚼、吞咽及讲话困难，生活能自理。进展缓慢，无危象，对药物敏感。

ⅡB型：中度全身型（25%）

骨骼肌和延髓支配肌肉严重受累，通常有咀嚼、吞咽和构音困难，生活自理困难。无危象，药物敏感性欠佳。

Ⅲ型：急性进展型（15%）

发病急，进展快，多于发病后数周或数月内出现球麻痹（延髓麻痹）、呼吸麻痹。常有眼外肌受累，生活不能自理，病死率高。

Ⅳ型：迟发重症型（10%）

起病隐匿，进展缓慢，多在发病2年内逐渐由Ⅰ、ⅡA、ⅡB型发展到球麻痹和呼吸麻痹。常合并胸腺瘤，预后较差。

Ⅴ型：肌萎缩型

较早伴有明显的肌萎缩表现。

三、实验室及其他检查

血、尿和脑脊液常规检查均为正常；胸部X线片和CT可发现胸腺瘤，常见于年龄大于40岁的患者；电生理检查可见特征性异常，3 Hz或5 Hz重复电刺激时，约90%全身型MG患者出现衰减10%以上。对诊断本病有特征性意义的是AChR-Ab检测，常用放射免疫法和媒联免疫吸附试验检测，阳性率为80%以上；抗体滴度与临床症状不一致，临床完全缓解的患者其抗体滴度可能很高。

四、诊断要点

根据受累肌肉呈病态疲劳、一天内症状波动、晨轻暮重的特点对本病进行诊断不难。若临床特征不典型，下列试验有助于进一步明确诊断。

1.疲劳试验（Jolly试验）

让受累骨骼肌持续收缩而疲劳，如让患者连续睁（闭）眼观察眼裂大小，或连续咀嚼、讲话或两臂平举等,若发生困难即可确诊。

2.依酚氯铵试验

依酚氯铵 10 mg,用注射用水稀释至 1 ml,静脉注射 0.2 ml,若症状无明显变化,则将其余 0.8 ml 注入,症状迅速缓解,持续 10 min 左右又恢复原状,即可确诊。

3.新斯的明试验

以新斯的明 0.5~1.0 mg 肌内注射,为防止新斯的明的毒蕈碱样作用,一般同时注射阿托品,比较注射前、后 30 min 受累骨骼肌的肌力,若注射后肌无力显著改善者可明确诊断。

五、治疗要点

1.药物治疗

(1)抗胆碱酯酶药物:此类药物是治疗 MG 的基本药物,常用溴化新斯的明 15 mg、吡啶斯的明 60 mg、美斯的明 5 mg,每天 3~4 次,药物的剂量因人而异,给药的时间和次数因病情而定。

(2)糖皮质激素类:对所有年龄的中至重度 MG 患者,特别是 40 岁以上的成年人,不论其是否做过胸腺切除手术均有效,且较安全,常同时合用抗胆碱酯酶药。目前,采用的治疗方法有 3 种。①大剂量递减隔日疗法:隔日服泼尼松 60~80 mg 开始,症状改善多在 1 个月内出现,常于数月后疗效达到高峰,此时可逐渐减少剂量。②小剂量递增隔日疗法:从隔日服泼尼松 20 mg 开始,每周递增 10 mg,直至隔日服 70~80 mg 或取得明显疗效为止。该法病情改善速度减慢,最大疗效常见于用药后 5 个月,使病情加重的概率较少,但病情恶化的日期可能推迟,使医师和患者的警惕性削弱,故较推崇大剂量递减隔日疗法。③大剂量冲击疗法:此法用于不能缓解或反复发生危象的患者,可试用甲泼尼龙每天 1000 mg,连用 3 天。1 个疗程常不能取得满意效果,隔 2 周再重复 1 个疗程,可治疗 2~3 个疗程。用药剂量、间隔时间及疗程次数等均应根据患者的具体情况做个体化处理。

(3)免疫抑制剂:激素治疗半年内无改善,应考虑选用硫唑嘌呤或环磷酰胺。使用免疫抑制剂时应定期检查肝、肾功能以及血常规和尿常规。

(4)免疫球蛋白:每天每千克体重静脉滴注 0.4 g,连用 5 天,作用可持续 2 个月左右。

主要用于病情急性进展的 MG 患者、各种类型危象、胸腺切除术前准备以及作为辅助用药。

2.血浆置换

血浆置换常用于胸腺切除的术前处理，以避免或改善术后呼吸危象，也用于其他类型的危象，使绝大多数患者症状有程度不等的改善，疗效可持续数日或数月，但其费用昂贵。

3.胸腺切除

全身型 MG 多适于行胸腺切除，约 80%无胸腺瘤的患者术后症状可消失或缓解；症状严重患者一般不宜手术治疗，手术可增加死亡率；儿童或年龄大于 65 岁的患者，手术指征应个体化。尽管此手术较安全，但仍要慎重。

4.重症肌无力危象的处理

重症肌无力危象应及早诊断，积极抢救和治疗。患者如发生呼吸肌麻痹，应及时进行人工呼吸。如呼吸不能很快改善应立即行气管切开，应用人工呼吸器辅助呼吸。在危象的处理过程中应及时给予吸氧、吸痰，保持呼吸道通畅，防止肺部感染等并发症发生。

（1）肌无力危象（myasthenic crisis）：为最常见的危象，通常由于抗胆碱酯酶药物用量不足所致。主要表现为全身肌肉极度无力、吞咽困难、瞳孔较大、肠鸣音正常或降低、消化道分泌正常、无肌束颤动等症状。明确诊断后立即给予足量抗胆碱酯酶药物。

（2）胆碱能危象（cholinergic crisis）：由于服用抗胆碱酯酶药物过量所引起，表现为肌无力加重、瞳孔缩小、全身肌束颤动、腹痛、肠鸣音亢进和分泌物增多等症状。此时应停用抗胆碱酯酶药物，待药物排出后重新调整剂量，或改用糖皮质激素类药物。

（3）反拗危象（brittle crisis）：因患者对抗胆碱酯酶药物不敏感所致。患者出现呼吸肌麻痹后，应立即停用抗胆碱酯酶药物而用输液维持。停用一段时间后，出现对抗胆碱酯酶药物有效时，可重新调整药物剂量，或改用其他方法治疗。

六、常见护理诊断/问题

1.营养失调（低于机体需要量）

与吞咽困难致进食量减少有关。

2.生活自理缺陷

与全身肌无力、不能行动有关。

3.潜在并发症

重症肌无力危象。

4.焦虑

与肌无力反复发作、担心预后有关。

七、护理措施

1.日常生活护理

协助生活护理，及时帮助患者解决问题。鼓励家属关心、爱护患者，共同协助患者做力所能及的事情，症状缓解期可鼓励患者尽量生活自理。

2.饮食护理

评估患者的饮食及营养状况。当患者吞咽能力较差时，在用抗胆碱酯酶药物后 15~30 min，药效较强时进餐。咀嚼无力者进食宜缓慢，对有进食呛咳、吞咽困难、气管插管或气管切开患者可予以鼻饲流食。饮食原则以胃肠道营养支持为主，给予高维生素、高蛋白、高热量的营养饮食。

3.重症肌无力危象的护理

（1）避免诱因：应避免一切使肌无力危象发生的诱因，如妊娠、分娩、过度疲劳、创伤等。

（2）密切观察病情：突然出现肌无力加重，特别是肋间肌、膈肌和咽喉肌无力，可导致肺通气明显减少、呼吸困难、发绀、喉头分泌物增多、咳嗽无力、痰无法咳出，易造成缺氧、窒息而死亡。故一旦出现上述情况，应立即通知医师，配合抢救。

（3）保持呼吸道通畅：抬高患者床头，及时吸痰，清除呼吸道分泌物，遵医嘱吸氧，备好气管插管包、气管切开包和呼吸机。必要时配合气管切开或人工呼吸机辅助呼吸。

（4）遵医嘱用药：迅速判断重症肌无力危象类型，遵医嘱使用新斯的明、阿托品或停用新斯的明等药物。

4.用药护理

遵医嘱给予抗胆碱酯酶药及阿托品。吡啶斯的明最常用，不良反应较小，主要有唾液分泌增加、瞳孔缩小、腹痛、腹泻等，可使用阿托品对抗。使用免疫抑制剂需注意其骨髓抑制及感染，应定期检查血常规，一旦白细胞低于 $3\times10^9/L$ 即停用，还应注意肝、肾功能。向患者讲解与本病有关的禁忌药物，如奎尼丁、利多卡因、氨基糖苷类抗生素（链霉素、庆大霉素、卡那霉素）、地西泮等。

5.心理护理

患者因病情反复发作，不能像正常人一样持续工作、学习，且因面部表情、视力、吞咽变化等产生自卑情绪，常为自己的病情担忧、焦虑。护士应主动向患者介绍环境，消除其陌生感。保持环境安静，以便患者得到充分的休息。在护理工作中经常巡视，及时了解患者的心理状况，耐心向患者解释病情以消除其紧张和顾虑情绪，使患者保持最佳状态。

八、健康指导

注意休息，保持情绪稳定。防止感冒，避免过度劳累、感染、受外伤，育龄期妇女避免妊娠、人工流产。在专科医师的指导下合理使用抗胆碱酯酶药物，患其他疾病时应及时与专科医师联系，避免使用禁忌药物。外出时要带上急救药物。

第五章 基础护理技术

第一节 铺床技术

病床是病室的主要设备,是患者睡眠与休息的必须用具。患者,尤其是卧床患者与病床朝夕相伴,因此,床铺的清洁、平整和舒适,可使患者心情舒畅,增强治愈疾病的信心,并可预防并发症的发生。

铺床总的要求:舒适、平整、安全、实用、节时、节力。常用的病床有:①钢丝床。有的可通过支起床头、床尾(二截或三截摇床)而调节体位,有的床脚下装有小轮,便于移动;②木板床。为骨科患者所用;③电动控制多功能床。患者可自己控制升降或改变体位。病床及被服类规格要求:①一般病床:高60 cm,长200 cm,宽90 cm。②床垫:长宽与床规格同,厚9 cm。以棕丝作垫芯为好,也可用橡胶、塑料泡沫作垫芯。垫面选帆布制作。③床褥:长宽同床垫,一般以棉花作褥芯,棉布作褥面;④棉胎:长210 cm,宽160 cm。⑤大单:长250 cm,宽180 cm。⑥被套:长230 cm,宽170 cm,尾端开口缝四对带。⑦枕芯:长60 cm,宽40 cm,内装木棉或高弹棉、锦纶丝棉,以棉布作枕面。⑧枕套:长65 cm,宽45 cm。⑨橡胶单:长85 cm,宽65 cm,两端各加白布40 cm。⑩中单:长85 cm,宽170 cm。以上各类被服均以棉布制作。

一、备用床

(一)目的

铺备用床的目的为准备接收新患者和保持病室整洁美观。

(二)用物准备

床、床垫、床褥、枕芯、棉胎或毛毯、大单、被套或衬单及罩单、枕套。

（三）操作方法

1.被套法

（1）将上述物品置于护理车上，推至床前。

（2）移开床旁桌，距床 20 cm，并移开床旁椅置床尾正中，距床 15 cm。

（3）将用物按铺床操作的顺序放于椅上。

（4）翻床垫，自床尾翻向床头或反之，上缘紧靠床头。床褥铺于床垫上。

（5）铺大单，取折叠好的大单放于床褥上，使中线与床的中线对齐，并展开拉平，先铺床头后铺床尾。①铺床头：一手托起床头的床垫，另一手伸过床的中线将大单塞于床垫下，将大单边缘向上提起呈等边三角形，下半三角平整塞于床垫下，再将上半三角翻下塞于床垫下；②铺床尾：至床尾拉紧大单，一手托起床垫，另一手握住大单，同法铺好床角；③铺中段：沿床沿边拉紧大单中部边沿，然后双手掌心向上，将大单塞于床垫下；④至对侧：同法铺大单。

（6）套被套：①S 形式套被套法：被套正面向外使被套中线与床中线对齐，平铺于床上，开口端的被套上层倒转向上约 1/3。棉胎或毛毯竖向三折，再按 S 形横向三折。将折好的棉胎置于被套开口处，底边与被套开口边平齐。拉棉胎上边至被套封口处，并将竖被套平齐（先近侧后对侧）。盖被上缘距床头 15 cm，至床尾逐层拉平盖被，系好带子。边缘向内折叠与床沿平齐，尾端掖于床垫下。同上法将另一侧盖被理好。②卷筒式套被套法：被套正面向内平铺于床上，开口端向床尾，棉胎或毛毯平铺在被套上，上缘与被套封口边齐，将棉胎与被套上层一并由床尾卷至床头（也可由床头卷向床尾），自开口处翻转，拉平各层，系带子，其余同 S 形式。

（7）套枕套，于椅上套枕套，使四角充实，系带子，平放于床头，开口背门。

（8）移回桌、椅，检查床单位，保持整洁。

2.被单法

（1）移开床旁桌、椅，翻转床垫、铺大单，同被套法。

（2）将反折的大单（衬单）铺于床上，上端反折 10 cm，与床头齐，按铺大单法铺好床尾。

（3）棉胎或毛毯平铺于衬单上，上端距床头 15 cm，将床头衬单反折于棉胎或毛毯上，床尾同大单铺法。

（4）铺罩单，正面向上对准床中线，上端与床头齐，床尾处则折成斜角 45°，沿床边垂下。转至对侧，先后将衬单、棉胎及罩单同上法铺好。

（5）其余同被套法。

（四）注意事项

（1）铺床前先了解病室情况，若患者进餐或作无菌治疗时暂不铺床。

（2）铺床前要检查床各部分有无损坏，若有则修理后再用。

（3）操作中要使身体靠近床边，上身保持直立，两腿前后分开稍屈膝以扩大支持面增加身体稳定性，既省力又能适应不同方向操作。同时手和臂的动作要协调配合，尽量用连续动作，以节省体力消耗，并缩短铺床时间。

（4）铺床后应整理床单位及周围环境，以保持病室整齐。

二、暂空床

（一）目的

铺暂空床供新入院的患者或暂离床活动的患者使用，保持病室整洁美观。

（二）用物准备

同备用床，必要时备橡胶中单、中单。

（三）操作方法

（1）将备用床的盖被四折叠于床尾。若被单式，在床头将罩单向下包过棉胎上端，再翻上衬单作 25 cm 的反折，包在棉胎及罩单外面。然后将罩单、棉胎、衬单一并四折，叠于床尾。

（2）根据病情需要铺橡胶中单、中单。中单上缘距床头 50 cm，中线与床中线对齐，床沿的下垂部分一并塞床垫下。至对侧同上法铺好。

三、麻醉床

(一)目的

(1) 铺麻醉床便于接收和护理手术后患者。

(2) 使患者安全、舒适和预防并发症。

(3) 防止被褥被污染,并便于更换。

(二)用物准备

1.被服类

同备用床,另加橡胶中单、中单2条,弯盘、纱布数块、血压计、听诊器、护理记录单、笔。根据手术情况备麻醉护理盘或急救车上备麻醉护理用物。

2.麻醉护理盘用物

治疗巾内置张口器、压舌板、舌钳、牙垫、通气导管、治疗碗、镊子、输氧导管、吸痰导管、纱布数块。治疗巾外放电筒、胶布等。必要时备输液架、吸痰器、氧气筒、胃肠减压器等。天冷时无空调设备应备热水袋及布套各2只、毯子。

(三)操作方法

(1) 拆去原有枕套、被套、大单等。

(2) 按使用顺序备齐用物至床边,放于床尾。

(3) 移开床旁桌椅等,同备用床。

(4) 同暂空床铺好一侧大单,中段橡胶中单、中单及上段橡胶中单、中单,上段中单与床头齐。转至对侧,按上法铺大单、橡胶中单、中单。

(5) 铺盖被。①被套式:盖被头端两侧同备用床,尾端系带后向内或向上折叠与床尾齐,将向门口一侧的盖被三折叠于对侧床边;②被单式:头端铺法同暂空床,下端向上反折和床尾齐,两侧边缘向上反折同床沿齐,然后将盖被折叠于一侧床边。

(6) 套枕套后将枕头横立于床头,以防患者躁动时头部碰撞床栏而受伤。

(7) 移回床旁桌椅放于接受患者对侧床尾。

(8) 麻醉护理盘置于床旁桌上,其他用物放于妥善处。

（四）注意事项

（1）铺麻醉床时，必须更换各类清洁被服。

（2）床头一块橡胶中单，中单可根据病情和手术部位需要铺于床头或床尾。若下肢手术者将单铺于床尾，头胸部手术者铺于床头。全麻手术者为防止呕吐物污染床单则铺于床头。而一般手术者，可只铺床中部中单即可。

（3）患者的盖被根据医院条件增减。冬季必要时可置热水袋2只，加布套，分别放于床中部及床尾的盖被内。

（4）输液架、胃肠减压器等物放于妥善处。

四、卧有患者床

（一）扫床法

1.目的

（1）使病床平整无皱褶，患者睡卧舒适，保持病室整洁美观。

（2）随着扫床操作协助患者变换卧位，可预防压疮及坠积性肺炎。

2.用物准备

护理车上置浸有消毒液的半湿扫床巾的盆，扫床巾每床1块。

3.操作方法

（1）备齐用物推护理车至患者床旁，向患者解释以取得合作。

（2）移开床旁桌、椅，半卧位患者，若病情许可，暂将床头、床尾支架放平，以便操作。若床垫已下滑，须上移与床头齐。

（3）松开床尾盖被，助患者翻身侧卧背向护士，枕头随着患者翻身移向对侧。松开近侧各层被单，取扫床巾分别扫净中单、橡胶中单后搭在患者身上。然后自床头至床尾扫净大单上碎屑，注意枕下及患者身下部分各层应彻底扫净，最后将各单逐层拉平铺好。

（4）助患者翻身侧卧于扫净一侧，枕头也随之移向近侧。转至对侧，以上法逐层扫净拉平铺好。

（5）助患者平卧，整理盖被，将棉胎与被套拉平，掖成被筒，为患者盖好。

（6）取出枕头，揉松，放于患者头下，支起床上支架。

（7）移回床旁桌、椅，整理床单位，保持病室整洁美观，向患者致谢意。

（8）清理用物，归还原处。

（二）更换床单法

1.目的

同扫床法。

2.用物准备

清洁的大单、中单、被套、枕套，需要时备患者衣裤，其余同扫床法。

3.操作方法

（1）适用于卧床不起、病情允许翻身者。

1）同扫床法的操作方法（1）、（2）。清洁的被服按更换顺序放于床尾椅上。

2）松开床尾盖被，助患者侧卧，背向护士，枕头随之移向对侧。

3）松开近侧各单，将中单卷入患者身下，用扫床巾扫净橡胶中单上的碎屑后搭在患者身上，再将大单卷入患者身下，扫净床上碎屑。

4）取清洁大单，使中线与床中线对齐。将对侧半幅卷紧塞于患者身下，近侧半幅自床头、床尾、中部先后展平拉紧铺好，放下橡胶中单，铺上中单（另一半卷紧塞于患者身下），两层一并塞入床垫下铺平。移枕头并助患者翻身面向护士。转至对侧，松开各单，将中单卷至床尾大单上，扫净橡胶中单上的碎屑后搭于患者身上，然后将污大单从床头卷至床尾与污中单一并丢入护理车污衣袋或护理车下层。

5）扫净床上碎屑，依次将清洁大单、橡胶中单、中单逐层拉平，同上法铺好。助患者平卧。

6）解开污被套尾端带子，取出棉胎盖在污被套上，并展平。将清洁被套铺于棉胎上（反面在外），两手伸入清洁被套内，抓住棉胎上端两角，翻转清洁被套，整理床头棉被，一手抓棉被下端，另一手将清洁被套往下拉平，同时顺手将污棉套撤出，放入护理车污衣袋或护理车下层。棉被上端可压在枕下或请患者抓住，然后至床尾逐层拉平后系好带子，掖成被筒为患者盖好。

7）一手托起头颈部，另一手迅速取出枕头，更换枕套，助患者枕好枕头。

8）同扫床法的操作方法（7）、（8）。

（2）适用于病情不允许翻身的侧卧患者。

1）同病情允许翻身者1）。

2）2人操作。一人一手托起患者头颈部，另一人一手迅速取出枕头，放于床尾椅上。松开床尾盖被，大单、中单及橡胶中单。从床头将大单横卷成筒式至肩部。

3）将清洁大单横卷成筒式铺于床头，大单中线与床中线对齐，铺好床头大单。一人抬起患者上半身（骨科患者可利用牵引架上拉手，自己抬起身躯），将污大单、橡胶中单、中单一起从床头卷至患者臀下，同时另一人将清洁大单也随着污单拉至臀部。

4）放下上半身，一人托起臀部，一人迅速撤出污单，同时将清洁大单拉至床尾，橡胶中单放在床尾椅背上，污单丢入护理车污衣袋或护理车下层。展平大单铺好。

5）一人套枕套为患者枕好。一人备橡胶中单、中单，并先铺好一侧，其余半幅塞患者身下至对侧，另一人展平铺好。

6）更换被套、枕套的方法同病情允许翻身者，2人合作更换。

（3）盖被为被单式更换衬单和罩单的方法：

1）将床头污衬单反折部分翻至被下，取下污罩单丢入污衣袋或护理车下层。

2）铺大单（衬单）于棉胎上，反面向上，上端反折10 cm，与床头齐。

3）将棉胎在衬单下由床尾退出，铺于衬单上，上端距床头15 cm。

4）铺罩单，正面向上，对准中线，上端和床头齐。

5）在床头将罩单向下包过棉胎上端，再翻上衬单作25 cm的反折，包在棉胎和罩单的外面。

6）盖被上缘压于枕下或请患者抓住，在床尾撤出衬单，并逐层拉平铺好床尾，注意松紧，以防压迫足趾。

4.注意事项

（1）更换床单或扫床前，应先评估患者及病室环境是否适宜操作。需要时应关闭门窗。

（2）更换床单时注意保暖，动作敏捷，勿过多翻动和暴露患者，以免患者过劳和受凉。

（3）操作时要随时注意观察病情。

（4）患者若有输液管或引流管，更换床单时可从无管一侧开始，操作较为方便。

（5）撤下的污单切勿丢在地上或他人床上。

第二节　生命体征的观察与测量

生命体征是指体温、脉搏、呼吸及血压，是机体内在活动的一种客观反应。当机体出现异常时，生命体征可发生不同程度的变化，因而生命体征成为衡量患者身体健康状况的基本指标。正确观察生命体征可以为疾病的预防、诊断、治疗及护理提供参考资料和依据。

一、体温的观察与测量

体温（temperature）指身体内部的温度。正常情况下，人的体温保持在相对恒定的状态，通过大脑和丘脑下部的体温调节中枢的调节及神经体液的作用，使产热和散热保持动态平衡。人体产热主要是通过内脏器官尤其是肝脏的代谢和骨骼肌的运动而进行的，散热则是通过辐射、传导、对流、蒸发等方式进行的。

测量体温所采用的单位是摄氏度（℃）或华氏度（℉），一般常用摄氏度。两者换算关系为：

$$℃=(℉-32)×5/9 \text{ 或 } ℉=℃×9/5+32$$

（一）体温的观察

1.正常体温

（1）体温的范围：正常体温常以口腔、直肠或腋下温度为标准。这3个部位测得的温度与机体深部体温相近。正常人口腔舌下温度在36.3~37.2℃；直肠温度受外界环境影响小，故比口腔的高出0.3~0.5℃；腋下温度受体表散热、局部出汗、潮湿等因素影响，又比口腔的低 0.3～0.5℃。同时对这 3 个部位进行测量，其温度差一般不超过 1℃。直肠温度虽然与深部体温更为接近，但由于测试不便，故临床上除小儿外，一般都测口腔温度或腋下温度。

（2）体温的生理性变动：体温可随着年龄、昼夜、运动、情绪等变化而出现生理性变动，但在这些条件下，体温的改变往往在正常范围内或呈一过性改变。

1）年龄的差异：新生儿因体温调节中枢发育不完善，其体温容易受环境温度的影响，并随之波动；儿童由于代谢旺盛，体温可略高于成人；老年人由于代谢低下，体温可在正常范围内的低值。

2）昼夜差异：一般清晨 2：00～6：00 时体温最低，下午 2：00～8：00 时最高，其变动范围不超过平均值±0.5℃。这种昼夜的节律波动，可能与人体活动、代谢、血液循环等的相应周期性变动有关，如长期夜班工作的人员，则可出现夜间体温升高，日间体温下降的情况。

3）性别差异：女性体温一般较男性的为高。女性的基础体温还随月经周期而出现规律性的变化，即月经期和月经后的前半期体温较低，到排卵日最低，而排卵后到下次月经前体温逐步升高，月经来潮后，体温又逐渐下降，体温升降范围在 0.2～0.5℃。这种体温的周期性变化是与血中孕激素（黄体酮）及其他激素浓度的变化有关。

4）运动影响的差异：剧烈运动时，骨骼肌紧张并强烈收缩，使产热量激增；同时由于交感神经兴奋，释放肾上腺素和甲状腺素，肾上腺皮质激素增多，代谢率增高而致体温上升。

5）受情绪影响的差异：情绪激动、精神紧张都可使体温升高，这与交感神经兴奋有关。

6）其他：进食、沐浴可使体温升高，睡眠、饥饿可使体温降低。

2.异常体温

（1）发热：在致热原的作用下或体温调节中枢出现功能障碍时，使产热增加，而散热不能相应地随之增加或散热减少，体温升高超过正常范围，称为发热。

发热时，体温升高不超过 38℃的为低热；38～38.9℃为中等热；39～40.9℃为高热；超过 41℃为超高热。

发热过程可分为3个阶段：

1）体温上升期：患者主要表现为畏寒、皮肤苍白、无汗，甚至寒战。

2）发热持续期：患者主要表现为颜面潮红、皮肤灼热、口唇干燥、呼吸和脉搏加快。

3）退热期：患者主要表现为大量出汗和皮肤温度降低。

在发热时测得的体温所绘制成的体温曲线，称为热型。常见的热型有稽留热、弛张热、间歇热和不规则热。热型常能提示某种疾病的存在。

（2）体温过低：体温在35℃以下称为体温过低。可见于早产儿及全身衰竭的危重患者。

体温过低，开始时可出现寒战，当体温继续下降时，四肢开始麻木，并丧失知觉，血压下降，呼吸减慢，甚至意识丧失，出现昏迷。

（二）测量体温的方法

1.体温计

最为常用的是玻璃水银柱式体温计。水银端受热后，水银膨胀沿毛细管上升，所达刻度即为体温的度数。摄氏体温计的刻度为35~42℃，每一大格为1℃，每一小格为0.1℃。测量不同部位体温的体温计，其外形也有所不同，如口表和肛表的玻璃管呈三棱状，腋表的玻璃管呈扁平状；口表和腋表的水银端细长，肛表水银端粗短。

此外，还有各种电子体温计，采用电子感温探头来测量体温，测量迅速，读数直观，使用方便；化学体温计则是将对特定温度敏感的化学试剂制成点状，在体温计受热45s内，即可从试剂点颜色的改变上得知被测的体温度数，该体温计为一次性用品，用后即可丢弃，不会引起交叉感染。

2.测量方法

（1）用物：测量盘内盛体温计、纱布、弯盘、记录本、笔及有秒针的表。

（2）操作方法：检查体温计有无破损、水银柱是否甩到35℃以下，以免影响测量结果。备齐用物，携至床边，向患者解释并交代注意事项，以取得配合，并根据病情需要选择测量体温的部位。

1）口腔测量法：将口表水银端斜放于舌下靠近臼齿处的深部，系舌动脉经过处，所测出的温度最接近身体深部体温。嘱患者闭目用鼻呼吸，勿咬体温计。3 min 后取出体温计，用纱布擦净，与视线平行，稍转动看清度数并记录，将水银柱甩至35℃以下，放在弯盘内。

2）腋下测量法：沾干腋下汗液，将体温计的水银端放于腋窝中央，紧贴皮肤，屈臂过胸夹紧。5~10 min 后取出，其余同口腔测量法。

3）直肠测量法：患者取侧卧位，小儿可取俯卧位，露出臀部，用石蜡油润滑肛表水银端，分开臀部，看清肛门，轻轻插入肛门内约3~4 cm。婴幼儿测量，只需插入肛门即可。3 min 后取出，用卫生纸擦净，其余同口腔测量法。

（3）填写体温单：将所测体温绘制于体温单上，口腔温度用蓝圆点表示，腋下温度用蓝叉表示，直肠温度用蓝圆圈表示，并以蓝线与前一次的相连。高热患者降温 0.5 h 后，所测体温绘制在降温前体温的同一纵格内，用红圆圈表示，并以红虚线与降温前体温相连，下一次测得的体温仍与降温前体温相连。

（4）注意事项

1）体温计应轻拿轻放，甩动时注意勿触及周围物体，以防损坏。

2）幼儿、精神异常或昏迷患者、口鼻部施行手术者、呼吸困难者，不可采用口腔测温；腹泻、直肠或肛门施行手术者，不可采用直肠测温。

3）进食或面颊部作冷敷、热敷者，须过 30 min 后再测口腔温度；坐浴或灌肠后须待 30 min 后，方可测直肠温度。

4）幼儿、精神异常或昏迷患者测量体温时，护士应在旁守护并用手扶托，以防体温计失落或折断。

5）发现体温与病情不符合时，应重新测量，如有异常，应立即告知医师，并采取相应措施。

6）若患者不慎咬碎体温计将水银吞下时，首先应及时清除口腔内玻璃碎屑，以免损伤口腔及消化道组织。再口服蛋清液或牛奶，以延缓汞的吸收。若不影响病情，还可给予粗纤维食物，以加快汞的排出。

3.体温计的消毒及检查法

（1）体温计的清洁与消毒：目的是保持体温计清洁，防止交叉感染。常用消毒液有1%过氧乙酸、3%碘伏、1%消毒灵等。

1）容器：所有盛消毒液和体温计的容器，均需有盖，消毒液容器内应有网篮。消毒液每天更换1次，容器每周消毒1次。

2）方法：先将体温计全部浸没于1只盛有消毒液的容器内，5 min后取出，再放入另一盛有相同消毒液的容器内浸泡，30 min后取出，用冷开水冲洗，再用消毒纱布擦干，存放于清洁盒内备用。肛表应按上述方法另行消毒。

（2）体温计的检查法：为保证体温计的准确性，应定期将所有体温计的水银柱甩至35℃以下，于同一时间内放入已测好的40℃的温水内，3 min后取出检视，或将体温汁置入40℃的恒温箱内，3 min后取出检视。如果体温计误差超过±0.2℃或水银柱有裂隙不能消失者，则不再使用。

二、脉搏的观察与测量

脉搏（pulse）是指在身体浅表动脉上可触摸到的搏动，是由心脏节律性地收缩和舒张引起动脉血管壁的相应扩张及回缩所产生的。正常情况下，脉率和心率是一致的。

（一）脉搏的观察

1.正常脉搏

正常成人的脉搏为60～100次/min。脉搏的节律规则，间隔时间相等，搏动强弱适中。脉搏可随着年龄、性别、活动和情绪等因素而变动。一般幼儿比成人快，同年龄的女性比男性稍快。进食、运动和情绪激动时，脉搏可暂时增快；休息和睡眠时，脉搏会相对减慢。体位亦可影响脉搏的快慢，同一人在卧位时脉搏最慢，坐位时其次，立位时最快，但均在正常范围内。

2.异常脉搏

（1）频率的改变：成人脉率超过100次/min，称为速脉。见于发热、甲状腺功能亢进及由于缺血缺氧所致的心脏代偿情况。脉率＜60次/min，称为缓脉。见于颅内压增高、房室传导阻滞。

（2）节律的改变：脉搏间隔时间不等，称不整脉。有规律的不整脉是在一系列均匀的脉搏中，出现一次提前的搏动，随后有一段补偿性的间歇，称为间歇脉。若每隔一个或两个正常搏动后出现一次提前搏动，称二联脉或三联脉。见于各种原因引起的心肌损伤。无规律的不整脉是在单位时间内脉率少于心率，且脉搏节律不等、强弱不同，称绌脉（脉搏短绌），见于心房纤维性颤动。

（3）强弱的改变：当心排血量大、外周阻力小、动脉充盈度和脉压较大时，脉搏强大，称洪脉。常见于高热、甲状腺功能亢进。当有效循环血量降低、心排血量减少时，脉搏细弱，称丝状脉。常见于大出血、休克、心脏功能衰竭。

（二）测量方法

凡浅表靠近骨骼的大动脉都可以用来测量脉搏。常取的部位有桡动脉，其次是颞动脉、颈动脉、股动脉、足背动脉等。

1.用物

有秒针的表、记录本、笔。

2.操作方法

（1）使患者被测部位放在舒适的位置。

（2）以示指、中指、无名指3指的指端按在患者动脉上，压力的大小以清楚触到脉搏为宜。计数30s，将测得脉率乘以2并记录。心脏病患者应测量1min。

（3）如患者有脉搏短绌时，应由2人测量，1人数脉率，1人听心率，2人同时开始，由听心率者发出"起""停"口令，测1 min，以分数式记录，心率为分子，脉率为分母。

（4）将所测脉搏绘制于体温单上，脉率以红圆点表示，心率以红圆圈表示。如果脉搏与体温重叠于一点时，先画体温，再将脉搏用红圈画于其外，若系直肠温度，先以蓝圈表示体温，再在其内以红点表示脉搏。两次脉搏之间，应以红线连接。若须记录脉搏短绌图，则于心率与脉率之间以蓝笔涂布。

3.注意事项

(1) 测量脉搏前，应使患者保持安静，活动后须休息15~30 min再测。

(2) 不可用拇指测量脉搏，因为拇指小动脉搏动容易与患者的脉搏相混淆。

(3) 测量时注意力集中，仔细测量脉搏的频率、节律、强弱，如与病情不符，应重新测量。

三、呼吸的观察与测量

呼吸（respiration）是指机体与环境之间进行气体交换的过程。通过呼吸，机体不断地从外界摄取氧和排出二氧化碳，以满足机体新陈代谢的需要和维持内环境的相对恒定。通过观察呼吸运动，可以判断机体内外环境气体交换情况，进而帮助判断病情。

（一）呼吸的观察

1.正常呼吸

正常呼吸时，胸廓、腹壁呈平稳、有节律的起伏运动，呼气较吸气略长，吸与呼之比为1∶1.5~1∶2。成人呼吸频率16~20次/min，呼吸与脉搏的比例为1∶4。

呼吸频率和深浅度可随着年龄、性别、活动、情绪、意志等因素而改变。一般幼儿呼吸比成人呼吸快，同年龄女性呼吸比男性呼吸稍快，活动和情绪激动时呼吸增快，休息和睡眠时呼吸较慢，意识也能控制呼吸的频率、节律及深浅度。

2.异常呼吸

(1) 频率的改变：成人呼吸超过24次/min，为呼吸增快，多见于高热、缺氧；低于10次/min，为呼吸缓慢，多见于颅内压增高、巴比妥类药物中毒。

(2) 节律的改变：常表现为周期性呼吸，即呼吸运动与呼吸暂停呈周期性交替出现，有2种形式。

1) 潮式呼吸，又称陈—施呼吸。其特点为：呼吸由浅慢逐渐加深加快，达高潮后，又逐渐变浅变慢，然后呼吸暂停约5~30 s，之后又重复出现上述呼吸，如此周而复始，犹如潮水涨落，故称潮式呼吸。多见于脑溢血、全身衰竭的患者。

2) 间断呼吸，又称毕奥呼吸。其特点为：在几次有规律的呼吸后，呼吸突然停止约

10 s，然后又开始呼吸，如此反复交替。常见于颅内压增高症或呼吸中枢衰竭的患者。

周期性呼吸发生的机制是由于呼吸中枢兴奋性减弱，血中正常浓度的二氧化碳不能通过化学感受器引起呼吸中枢兴奋，故呼吸逐渐减弱以至暂停。由于呼吸暂停，血中二氧化碳分压增高，至一定程度后，通过化学感受器反射性地兴奋呼吸中枢，引起呼吸。随着呼吸的进行，二氧化碳排出，血中二氧化碳分压降低，呼吸再次减慢以至暂停，从而形成周期性呼吸。此种呼吸提示病情危重，尤其是间断呼吸，常出现在呼吸停止以前。

（3）深浅度的改变：一般情况下，急促的呼吸常表浅，缓慢的呼吸常深大。呼吸浅快见于肋骨骨折，胸腔积液、气胸、肺实变等；呼吸深慢见于代谢性酸中毒，是机体代偿的表现。

（4）呼吸困难：是呼吸的频率、节律、深浅度改变的总称，患者主观上感到胸闷、气不够用，呼吸费力，客观上伴有烦躁、面色和末梢发绀、出冷汗、不能平卧等征象。

1）吸气性呼吸困难：其特点为吸气费力，吸气时间延长，可出现"三凹征"（胸骨上窝、锁骨上窝、肋间隙凹陷），亦可出现鼻翼煽动和一种高音调声响。其发生机制为上呼吸道部分梗阻，气流进入不畅，呼吸肌收缩增强所致。常见于气管内异物或肿瘤，喉头水肿或痉挛。

2）呼气性呼吸困难：其特点为呼气费力，呼气时间明显延长，并伴有喘息声。其发生机制为下呼吸道部分梗阻或痉挛，导致气流呼出不畅。常见于哮喘和阻塞性肺气肿。

3）混合性呼吸困难：其特点为吸气与呼气均费力，呼吸频率增快。其原因为广泛性肺部病变，使气体交换面积减少，从而影响肺换气功能。常见于肺炎、肺不张、急性肺水肿等。

（二）测量呼吸的方法

1.用物

有秒针的表、记录本、笔。

2.操作方法及注意事项

（1）在测量脉搏后，仍保持测量脉搏的手势，使患者处于不知不觉的自然状态中，用眼观察患者胸部或腹部的起伏，一起一伏为1次呼吸，计数30 s，将所测值乘以2并记录。对呼吸不规则的患者和婴儿，应测1 min。

（2）计数同时，观察呼吸节律、深浅度的改变。

（3）危重患者呼吸气息微弱不容易观测时，可用少许棉絮置患者鼻孔前，观察棉絮被吹动的情况并计数1 min。

（4）将所测得值记录于体温单上的呼吸一栏内，相邻的2次呼吸应上下错开记录，以便于查看。

四、血压的观察与测量

血压（blood pressure，BP）是指血液在血管内流动时对血管壁产生的侧压力，一般指动脉血压，如无特别注明，是指肱动脉血压。

当心脏收缩时，血液射入主动脉，此时动脉压急剧升高达最高值，称为收缩压（systolic pressure）；当心脏舒张时，动脉管壁弹性回缩，此时动脉压下降至最低值，称为舒张压（diastolic pressure）。收缩压与舒张压之差称为脉压（pulse pressure）。血压的单位是千帕（kPa）。

（一）血压的观察

1.正常血压

（1）血压的范围：正常成年人在安静时，收缩压为12.0～18.7 kPa，舒张压为8.0～12.0 kPa，脉压为4.0～5.3 kPa。

（2）生理性变化

1）年龄和性别的影响：动脉血压随着年龄的增长而增高。40岁以后，每增加10岁，收缩压升高1.3 kPa。中年以前女性血压比男性的低1 kPa左右，中年以后差别较小。

2）昼夜和睡眠的影响：一般傍晚高于清晨。过度劳累或睡眠不佳时，血压稍有升高，睡眠与休息后可略有下降。

3）环境的影响：寒冷环境中血压可上升，高温环境中血压可略下降。

4）不同部位的影响：约有25%的人右上肢血压比左上肢的高1.3 kPa左右，这是由于右侧肱动脉来自主动脉弓的第一大分支无名动脉，而左侧肱动脉来自主动脉弓的第三大分支左锁骨下动脉，在血液运行中能量稍有消耗，压力有所下降，故右上肢血压高于左上肢血压；大多数人下肢血压比上肢血压高 4 kPa 左右，这是由于股动脉的管径大于肱动脉，血流量也较多之缘故。

5）精神状态的影响：紧张、恐惧、害怕、兴奋及疼痛都可引起收缩压的升高，而舒张压则无变化。

此外，劳动、饮食等均可影响血压值。

2.异常血压

（1）高血压：根据世界卫生组织的规定，成人收缩压≥21.3 kPa 和（或）舒张压≥12.7 kPa 者均为高血压；收缩压为 18.7～21.3 kPa，舒张压为 12.0～12.7 kPa 者为临界高血压。

原发性高血压称为高血压病，继发性高血压则继发于其他疾病，如肾脏疾病、主动脉狭窄、嗜铬细胞瘤及妊娠高血压症等。过高的血压增加心脏负担，容易诱发左心功能衰竭，也容易发生高血压脑病。

（2）低血压：收缩压低于 10.7 kPa，舒张压低于 6.7 kPa，称为低血压。

各种原因引起的休克可出现血压降低。血压过低可造成身体组织器官缺血缺氧，如不及时发现和处理，就会使身体的重要器官如心、肺、脑、肾脏组织发生变性坏死，甚至脏器功能衰竭，严重者导致死亡。

（3）脉压的变化：脉压增大，常见于主动脉瓣关闭不全、动脉硬化；脉压减小，可见于心包积液。

（二）血压的测量

1.血压计

动脉血压可用血压计来进行间接的测量，这是根据血液通过狭窄的血管管道形成涡流时发出声响的原理来设计的。

（1）普通血压计：由输气球、袖带、血压表这 3 个主要部分组成。成人袖带的宽度为

12 cm，长度为 24 cm，小儿袖带的宽度则应为其上臂的 2/3，故有各种型号。血压表有汞柱式和弹簧表式 2 种，常用汞柱式。

（2）电子血压计：在其袖带上有换能器，经过微电脑控制数字处理，在显示板上直接显示收缩压、舒张压和脉搏 3 个参数，并能自动放气。

2.测量方法

（1）用物：血压计、听诊器、记录本、笔。

（2）测量部位：上肢肱动脉或下肢腘动脉。

（3）操作方法：检查血压计是否有漏气、水银不足、汞柱裂隙等现象，以免影响测量结果的准确性，并根据患者情况选择测量部位，一般用上肢测量法。

1）上肢血压测量法：嘱患者取坐位或卧位，伸出一臂，将衣袖卷至肩部，袖口不可太紧，以免影响血流顺利通过。肘部伸直，手掌向上，手臂与心脏保持同一水平，坐位时肱动脉平第 4 肋间，仰卧位时肱动脉平腋中线。放平血压计，打开盒盖呈 90°垂直位置，开启水银槽开关，将袖带平整缠于患者上臂，松紧度以放入一指为宜，袖带下缘距肘窝 2～3 cm。戴上听诊器，在肘窝内侧摸到肱动脉搏动点，将听诊器的胸件置于其上，但不能塞在袖带内，用手固定，另一手握气球，关气门，向袖带内充气至肱动脉搏动声消失，再升高 4 kPa，然后以每秒钟 0.5 kPa 的速度慢慢放开气门使汞柱缓慢下降，注视汞柱所示刻度，听到第 1 搏动声的汞柱刻度为收缩压，此时袖带内压与心室收缩压相等，血液能在心脏收缩时通过被压迫的血管。随后搏动声继续存在，直至袖带内压降至与心室舒张压相等时，搏动声突然变弱或消失，此时汞柱所示刻度为舒张压。测量完毕，排尽袖带内余气，拧紧气门螺旋，解开袖带，整理妥善，放入盒内，气门螺旋卡在固定架上，关闭水银槽开关，平稳放置。

2）下肢血压测量法：嘱患者取仰卧稍屈膝位或俯卧位，露出下肢。用袖带（宽度比被测肢体直径宽 20%）缠于患者大腿下部，其下缘在腘窝上 3～5 cm 处，如肢体较粗，可加用宽布带包于袖带外面，缠于肢体上，听诊器胸件置于腘动脉搏动点上。其余测量方法同上肢测量法。

（4）记录：测得的血压值以分式记录在体温单的血压一栏内或指定的表格内，即收缩压/舒张压，可免记计量单位，但下肢血压应注明"下"，以免发生误会。

（5）注意事项

1）测量血压前，应使患者安静休息 15 min，或者在清晨时测量，以消除疲劳和精神紧张对血压的影响。

2）袖带的宽度要符合规定的标准，如使用的袖带太窄，须用较高的空气压力才能阻断动脉血流，使测得的血压值偏高；如果袖带过宽，大段血管受压，增加血流阻力，使搏动在到达袖带下缘之前已消失，测得的血压值偏低。

3）袖带缠裹要松紧适度，如果袖带过松，充气时呈球状，不能有效阻断动脉血流，使测得的血压值偏高；如果袖带过紧，可使血管在袖带未充气前已受压，致使测得的血压值偏低。

4）为了避免血液重力作用的影响，测量血压时，肱动脉与心脏应处于同一水平。如果肢体位置高于心脏位置，测得的血压值偏低；反之，血压值偏高。

5）出现血压听不清或异常时，应重新测量。先驱尽袖带内气体，水银柱降至"0"点，稍待片刻，再进行测量，直到测准为止。不可连续反复加压，避免影响血压值和引起患者不适。

6）为了测量的准确性和对照的可比性，对须密切观察血压者，应做到"四定"，即定时间、定部位、定体位、定血压计。

7）血压计要定期进行检查和维修，防止血压计本身造成误差，如充气时，水银柱不能上升至顶部，即表示水银量不足或漏气，应及时维修。

第三节　清洁、消毒与灭菌

在医疗护理工作中，正确地清洁、消毒、灭菌是预防医疗场所感染的重要措施。清洁是指清除物品上的一切污秽，如尘埃、污迹、有机物等；消毒为消除或杀灭外环境中除细菌芽胞外的各种病原微生物的过程；灭菌即清除或杀灭外环境中一切微生物包括芽孢的过程。

一、清洁法

清洁是将物品用清水冲洗，再用肥皂水或洗洁精等刷洗，除去物品上的有机物，最后用清水冲净，常用于家具、地面、墙壁、医疗器械等物品消毒前的处理。清洁是消毒灭菌的必要准备工作，必须在消毒和灭菌前进行。

二、消毒、灭菌的方法

（一）物理消毒灭菌法

物理消毒灭菌法是利用热或光等物理因子作用，使菌体蛋白凝固变性，酶失去活性，结构破坏而死亡，方法有自然净化、机械除菌、热力消毒灭菌（干热或湿热）、辐射消毒灭菌、微波消毒灭菌、超声消毒灭菌等。

1.自然净化消毒灭菌

大自然通过日晒、雨淋、风吹、干燥、温湿度变化，空气中杀菌性化合物的作用，水的稀释pH的变化，水中生物的拮抗作用等使自然净化。这种不经过人工消毒逐步达到无害的现象称为大自然的净化作用。常用的方法为日光暴晒和通风换气。

2.机械除菌

机械除菌是用机械方法，如冲洗、刷、擦、扫、抹、铲除和过滤等，除去物品表面、空气中、水中、人畜体表的有害微生物，虽然不能将病原微生物杀死，但可大大减少其数量，减少感染的机会，如空气洁净技术是通过三级过滤除掉空气中的微粒、尘埃（直径0.5～5 μm），选用合理的气流方式达到空气洁净的目的。

3.热力消毒灭菌

热力消毒灭菌主要是利用热力破坏微生物的蛋白质、核酸、细胞膜，促使其死亡的机制，从而达到消毒灭菌的目的。热力灭菌可分为干热和湿热2种。

（1）干热灭菌法：一般物品在160℃的干热下，经24h可杀死细菌繁殖体及芽孢。一般细菌繁殖体在80～100℃的干热下，经1h可被杀灭。

1）焚烧法：简单、彻底、迅速的灭菌法，常用于污染的废弃物、病标本、特殊感染的敷料的处理，如破伤风杆菌、铜绿假单胞菌、气性坏疽感染的敷料等。

2）烧灼法：是直接用火焰灭菌，常用于培养器皿开启和关闭前瓶口的消毒，也可用于金属器械、搪瓷物品的紧急消毒，但此法对器械有一定的破坏作用。

3）干烧法：将器械放入干烤箱内灭菌，适用于高温下不损坏、不变质、不蒸发的物品，如油剂、粉剂、玻璃器皿、金属和陶瓷制品等的灭菌。

4）红外线辐射灭菌：红外线的杀菌作用与干烤相似，多用于医疗器械的消毒灭菌。

（2）湿热灭菌法：主要是通过凝固病原体的蛋白质达到杀死该微生物的目的。

1）煮沸消毒法：这是一种简单、方便、经济的消毒法，但此法对芽孢的消灭不可靠，不能用于外科器械的灭菌。煮沸消毒法常用于食具、食物、棉织品、金属及玻璃器皿等消毒，煮沸消毒时间在水温达到100℃后再煮5～15 min，即可达到消毒的目的。

在煮沸消毒时，要注意下列事项：①消毒物品应先清洁再煮沸；②水量自始至终必须淹没所有消毒物品；③根据消毒物品的性质决定其放入水中的时间，玻璃类在温水或冷水中放入，橡胶类物品在沸水中放入；④比较轻的物品要用纱垫或铁丝罩压住，有空腔的物品要将空腔内灌满水再放入，较小的物品要用纱布包好，将其浸入水中；⑤消毒时间由水沸时间开始计算，中途加入其他物品时，应重新计算时间；⑥锅盖要关闭紧密；⑦消毒后应将物品及时取出，放置于无菌容器内。

2）压力蒸汽灭菌法：这是医院使用最普遍、效果最可靠的一种首选灭菌法。优点是穿透力强，能达物品深部，灭菌效果可靠，能杀灭所有的微生物。无味、无毒性。常用于各类器械、敷料、搪瓷、橡胶、耐高温玻璃用品及溶液等的灭菌，对布类尤为适用，而尼龙与毛织品则不能应用。

压力蒸汽灭菌可分为下排气压力灭菌器和预真空式压力灭菌器，下排气式压力灭菌器常用温度为121℃，压力为1.1～1.7 kg/cm^2，时间为30 min，预真空式压力灭菌器常用温度为132℃，压力为2 kg/cm^2，时间为8～16 min。

4.巴斯德消毒法

巴斯德消毒法简称巴氏消毒法，是将水或蒸汽加热至65～80℃，消毒10～15 min，能有效地杀死各种细菌繁殖体和一般细菌，用于碗盆及搪瓷用品、牛奶的消毒。

（二）辐射消毒法

1.紫外线消毒法

紫外线属于电磁波辐射，杀菌最强的波长范围在250～270 nm。紫外线所释放的能量较低，穿透力较弱。紫外线照射可以破坏菌体蛋白质，使之光解变性，降低细菌体内的氧化活性，使其丧失氧化能力，还可使微生物的DNA失去转化能力，同时使空气中的氧电离产生具有极强杀菌作用的臭氧。因此，它具有较好的杀菌作用，可杀灭杆菌、病毒、真菌、细菌繁殖体和芽孢等多种微生物。

（1）紫外线消毒法主要用途

1）空气消毒：将紫外线灯固定在天花板或墙壁上，离地2.5 m左右。一般室温下紫外线灯的输出温度最大，湿度在40%～60%时紫外线的杀菌效果最好，湿度超过70%杀菌效果急剧下降。

2）水消毒：水的厚度和水质都会影响消毒效果，被消毒的水的厚度不应超过2 cm。

3）物品表面的消毒：紫外线穿透力弱，不能透过物体，只能作物体表面的消毒，消毒时紫外线必须直接照射在被消毒物品的表面，距离不超过1 m，时间为60 min。

（2）使用紫外线的注意事项

1）紫外线灯管表面应常用70%酒精棉球擦拭，除去表面的灰尘与油垢，以减少对紫外线穿透力的影响。

2）紫外线灯管应定期用紫外线光敏涂料指示卡测定灯管的输出强度，方法是将指示卡置于离紫外线灯管1 m处中央位置，照射1 min，根据照射后指示卡变色与标准色块比较，可知紫外线灯管辐射强度是否达到要求。

3）紫外线消毒的适宜温度为20～40℃，相对湿度为40%～60%，不适宜的温湿度会影响消毒效果。

4）紫外线穿透力弱，要根据有效的消毒时间翻动消毒物品，使各个方面都受到一定剂量的辐射。

5）使用紫外线灯应注意保护眼睛和皮肤，使其不受紫外线直接照射，防止电光性眼炎和皮炎的发生。

2.电离辐射灭菌法

电离辐射灭菌法是利用γ射线、伦琴射线和其他电子射线的穿透力来杀死有害微生物的低温灭菌法。优点：穿透力强，不受包装限制，保持物品干燥，灭菌速度快，效果可靠，适用于不耐高温的物品，缺点：基本费用高，需要经过培训的技术人员进行操作管理，多在大规模的工厂使用。

3.微波消毒灭菌

微波是一种波长 0.001～1 μm、频率为 300～300000 MHz 的超高频电磁波。其工作原理是在波长为 0.001 μm 电磁波的高频电场中，物品中的有机物，如细胞中的蛋白质、脂肪、碳水化合物和许多组织在电场的作用下，都具有极性分子的性质。极性分子高速运动引起互相摩擦，使温度迅速升高而达到消毒的目的。微波消毒多用于食品的加热或烹调，在医院中可用于检验室用品，小手术器械，无菌病室的食品、食具、药杯及其他物品的消毒。微波用于牛奶消毒时在 72℃照射 15 s 即可。微波消毒的优点在于作用时间短，普通加热只需要数分钟，被消毒的物品是由外向内同时加热。对包装较厚或导热性能差的物品也可进行消毒。

（三）化学消毒灭菌法

化学消毒灭菌法是利用液体或气体的化学药物抑制微生物的生长繁殖或杀死微生物的方法。凡不宜物理消毒灭菌的物品，都可以选用化学消毒灭菌法。

1.使用原则

（1）根据物品的性能及不同的微生物，选择使用的化学药品。

（2）严格掌握药品的浓度、使用时间及方法。

（3）浸泡前，要将物品洗净擦干，以免影响有效浓度，降低灭菌效果。

（4）挥发性较强的药物要加盖，如过氧乙酸。浸泡时，物品要全部浸没在消毒液内，并将器械的轴节打开。

（5）物品在浸泡消毒后，于使用前需用灭菌生理盐水冲净，以免药物刺激组织。

（6）按消毒灭菌剂的性能妥善保管。

2.使用方法

（1）擦拭法：选用易溶于水、穿透力强的消毒剂，在规定的浓度内，蘸取化学药液擦拭被污染的物体，达到消毒的方法。

（2）浸泡法：将被污染的物品洗净擦干后，浸泡于一定浓度的消毒液中，在一定的时间内达到消毒作用的方法。

（3）喷雾法：用喷雾器将化学消毒剂均匀地喷射在空间，在规定的时间内达到消毒作用的方法。

（4）熏蒸法：将消毒剂加热或加入氧化剂，使消毒剂成气体，在规定的时间和浓度内利用消毒剂所产生的气体达到消毒作用的方法，常用的消毒剂有过氧乙酸、甲醛、乙酸等。

第四节　给药技术

药物在防治疾病和诊断疾病中起着重要的作用。护士是给药的直接执行者，为防止药物的某些不良反应，应熟悉药物的性能、作用及副反应。要掌握正确的给药技术，注意患者的精神状态、个体差异，使药物发挥应有的作用。

一、口服给药法

药物经口服后，被胃肠道吸收和利用，起到局部治疗或全身治疗的作用。

（一）摆药

1.用物

药柜（内有各种药品）、药盘（发药车）、小药卡、药杯、量杯（10~20ml）、滴管、药匙、纱布或小毛巾、小水壶内盛温开水、服药单。

2.操作方法

（1）准备：洗净双手，戴口罩，备齐用物，依床号顺序将小药卡（床号、姓名）插于药盘上，并放好药杯。

（2）按服药单摆药：一个患者的药摆好后，再摆第二个患者的药，先摆固体药再摆水剂药。

1）固体药（片、丸、胶囊）：左手持药瓶（标签在外）、右手掌心及小指夹住瓶盖，拇指、示指和中指持药匙取药，不可用手取药。

2）水剂：先将药水摇匀，左手持量杯，拇指指在所需刻度，使与视线处于同一水平，右手持药瓶，标签向上，然后缓缓倒出所需药液。应以药液低面的刻度为准。同时有几种水剂时，应分别倒入另一药杯内。更换药液时，应用温开水冲洗量杯。倒毕，瓶口用湿纱布擦净，然后放回原处。

（3）其他

1）药液不足 1 ml 须用滴管吸取计量。1 ml=15 滴，滴管须稍倾斜。为使药量准确，应滴入已盛好少许冷开水的药杯内，或直接滴于面包或饼干上服用。

2）患者的个人专用药，应注明姓名、床号、药名、剂量，以防差错。专用药不可借给他人用。

3）摆完药后，应根据服药单查对 1 次，再由第二人核对无误后，方可发药。如需磨碎的药，可用乳钵研碎。用清洁巾盖好药盘待发。清洗滴管、乳钵等，清理药柜。

（二）发药

1.用物

温度适宜的开水、服药单、发药车。

2.操作方法

（1）准备发药前先了解患者情况，暂不能服药者，应作交班。

（2）发药查对，督促服药按规定时间，携服药单送药到患者处，核对服药单及床头牌的床号、姓名，并呼唤患者姓名，准确听到回答后再发药，待患者服下后方可离开。

（3）合理掌握给药时间

1）抗生素、磺胺类药物应准时给药，以保持在血液中的有效浓度。

2）健胃、助消化药物宜在饭前或饭间服。对胃黏膜有刺激的药宜在饭后服。

3）对呼吸道黏膜有安抚作用的保护性止咳剂，服后不宜立即饮水，以免稀释药液降低药效。

4）某些由肾脏排出的药物，如磺胺类，尿少时可析出结晶，引起肾小管堵塞，故应鼓励多饮水。

5）对牙齿有腐蚀作用和使牙齿染色的药物，如铁剂，可用饮水管吸取，服后漱口。

6）服用强心苷类药物应先测脉率、心率及节律，若脉率低于60次/min或节律不齐时不可服用。

7）有联合应用禁忌的药物，不宜在短时间内先后服用，如呋喃坦啶与碳酸氢钠溶液等碱性药液。

8）安眠药应就寝前服用。

发药完毕，再次与服药单核对一遍，看有无遗漏或差错。药杯集中处理。清洁药盘，放回原处。需要时作好记录。

3.注意事项

（1）严格遵守"三查七对"制度（操作前、中、后查，对床号、姓名、药名、剂量、浓度、时间、方法），防止发生差错。

（2）老、弱、小儿及危重患者应协助服药，鼻饲者应先注入少量温开水，后将研碎溶解的药物由胃管注入，再注入少量温开水冲胃管。更换或停止药物，应及时通知患者，若患者提出疑问，应重新核对清楚后再给患者服下。

（3）发药后，要密切观察服药后效果及有无不良反应，若有不良反应的情况应及时与医师联系，给予必要的处理。

（三）中心药站

有些医院设有中心药站，一般设在各病房中心的位置，以便全院各病区领取住院患者用药。

病区护士每日上午于查房后把药盘、长期医嘱单送至中心药站，由药站专人处理医嘱、摆药、核对。口服药摆 3 次/d 量，注射药物按 1 日总量备齐。然后由病区护士当面核对无误后，取回病区，按规定时间发药，发药前须经另一人核对。

各病区另设一药柜，备有少量常用药、贵重药、针剂等，作为临时应急用。所备之药须有固定基数，用后及时补充，交接班时按数点清。

二、注射给药法

注射给药法是将无菌溶液经皮内、皮下、肌内、静脉途径注入体内，发挥治疗效能的方法。

（一）药液吸取法

1.从安瓿内吸取药液

将安瓿尖端药液弹至体部，用乙醇消毒安瓿颈部及砂锯，用砂锯锯出痕迹，然后重新消毒安瓿颈部，以拭去细屑，掰断安瓿。将针尖的斜面向下放入安瓿内的液面中，手持活塞柄抽动活塞吸取所需药量。吸毕将安瓿套于针头上或套上针帽备用。

2.从密封瓶内吸取药液

除去铅盖的中央部分，用碘酒、乙醇消毒瓶盖，待干。往瓶内注入与所需药液等量的空气（以增加瓶内压，避免瓶内负压，无法吸取），倒转药瓶及注射器，使针尖斜面在液面下，轻拉活塞柄吸取药液至所需量，再以示指固定针栓，拔出针头，套上针帽备用。

若密封瓶或安瓿内系粉剂或结晶时，应先注入所需量的溶剂，使药物溶解，然后吸取药液（密封瓶内注入稀释液后，必须抽出等量空气，以免瓶内压力过高，当再次抽吸药液时，会将注射器活塞顶出而脱卸）。

黏稠、油剂可先加热（遇热变质的药物除外），或将药瓶用双手搓后再抽吸；混悬液应摇匀后再吸取。

3.注射器内空气驱出术

一手指固定于针栓上，拇指、中指扶持注射器，针头垂直向上，另一手抽动活塞柄吸入少量空气，然后摆动针筒，并使气泡聚集于针头口，稍推动活塞将气泡驱出。若针头偏于一侧，则驱气时应使针头朝上倾斜，使气泡集中于针头根部，如上法驱出气泡。

（二）皮内注射法

皮内注射法是指将少量药液注入表皮与真皮之间的方法。

1.目的

（1）各种药物过敏试验。

（2）预防接种。

（3）局部麻醉。

2.用物

（1）注射盘或治疗盘内盛2%碘酒、70%乙醇、无菌镊（浸泡于消毒液瓶内）、砂锯、无菌棉签、开瓶器、弯盘。

（2）1 ml注射器、4 1/2针头，药液按医嘱。

3.注射部位

（1）药物过敏试验在前臂掌侧中、下段。

（2）预防接种常选三角肌下缘。

4.操作方法

（1）备齐用物携至患者处，核对无误，说明情况以取得合作。

（2）患者取坐位或卧位，选择注射部位，以70%乙醇消毒皮肤、待干。

（3）排尽注射器内空气，示指和拇指绷紧注射部位皮肤，右手持注射器，针尖斜面向上，与皮肤呈5°刺入皮内，放平注射器平行将针尖斜面全部进入皮内，左手拇指固定针栓，右手快速推注药液0.1ml。也可右手持注射器，左手推注药液，使局部可见半球形隆起的皮丘，皮肤变白，毛孔变大。

（4）注射毕，快速拔出针头。对患者的配合致以谢意。

（5）清理用物，归还原处，按时观察。

5.注意事项

忌用碘酒消毒皮肤，并避免反复用力涂擦。注射后不可用力按揉，以免影响结果的观察。

（三）皮下注射法

皮下注射法是将少量药液注入皮下组织的方法。

1.目的

（1）需迅速达到药效和此药不能或不宜口服时采用。

（2）局部供药，如局部麻醉用药。

（3）预防接种，如各种疫苗的预防接种。

2.用物

注射盘、1~2 ml 注射器、5~6 号针头，药液按医嘱。

3.注射部位

上臂三角肌下缘、上臂外侧、股外侧、腹部、后背、前臂内侧中段。

4.操作方法

（1）备齐用物携至患者处，核对无误，向患者解释以取得合作。

（2）助患者取坐位或卧位，选择注射部位，皮肤作常规消毒（用2%碘酒以注射点为中心，呈螺旋形向外涂擦，直径在 5 cm 以上，待干，然后用 70%乙醇以同法脱碘 2 次，待干）。

（3）持注射器排尽空气。

（4）左手示指与拇指绷紧皮肤，右手持注射器、示指固定针栓，针尖斜面向上，与皮肤呈 30°~40°，过瘦者可捏起注射部位皮肤快速刺入针头 2/3，左手抽动活塞，观察无回血后缓缓推注药液。

（5）推注完药液，用干棉签放于针刺处，快速拔出针头后，轻轻按压，并对患者致以谢意。

（6）清理用物、归还原处。

5.注意事项

（1）持针时，右手示指固定针栓，切勿触及针柄，以免污染。

（2）针头刺入角度不宜超过 45°，以免刺入肌层。

（3）对皮肤有刺激作用的药物，一般不作皮下注射。

（4）少于 1 ml 药液时，必须用 1 ml 注射器，以保证注入药量准确无误。

（5）需经常作皮下注射者，应建立轮流交替注射部位的计划，以达到在有限的注射部位吸收最大药量的效果。

（四）肌内注射法

肌内注射法是将少量药液注入肌内组织的方法。

1.目的

（1）与皮下注射同，注射刺激性较强或药量较多的药液。

（2）不宜或不能作静脉注射，而要求比皮下注射发挥疗效更迅速。

2.用物

注射盘、2～5 ml 或 10 ml 注射器、6 1/2～7 号针头，药液按医嘱。

3.注射部位

一般选肌肉较丰厚，离大神经、大血管较远的部位，其中以臀大肌、臀中肌、臀小肌最为常选，其次为股外侧肌及上臂三角肌。

（1）臀大肌注射区定位法

1）十字法：从臀裂顶点向左或向右侧，引一水平线，然后从该侧髂嵴最高点作一垂直平分线，其外上 1/4 处为注射区，但应避开内角（髂后上棘与大转子连线）。

2）连线法：取髂前上棘和尾骨连线的外上 1/3 交界处为注射区。

（2）臀中肌、臀小肌注射区定位法

1）构角法：以示指尖与中指尖分别置于髂前上棘和髂嵴下缘处，由髂嵴、示指、中指所构成的三角区内为注射区。

2）三横指法：髂前上棘外侧三横指处（以患者自己手指宽度为标准）。

（3）股外侧肌注射区定位法

在大腿中部外侧，位于膝上 10 cm，髋关节下 10 cm，此处血管少，范围较大，约 7.5 cm，适用于多次注射。

（4）上臂三角肌注射区定位法

上臂外侧、自肩峰下 2~3 横指，但切忌向前或向后，以免损伤臂丛神经或桡神经，向后下方则可损伤腋神经，故此只能作小剂量注射。

4.患者体位

为使患者的注射部位肌肉松弛，应尽量使患者体位舒适。

（1）侧卧位：下腿稍屈膝，上腿伸直。

（2）俯卧位：足尖相对，足跟分开。

（3）仰卧位：适用于病情危重不能翻身的患者。

（4）坐位：座位稍高，便于操作。非注射侧臀部坐于座位上，注射侧腿伸直。一般多为门诊患者所取。

5.操作方法

（1）备齐用物携至患者处，核对无误，向患者解释以取得合作。

（2）助患者取合适卧位，选注射部位，按常规消毒皮肤。

（3）排尽空气，左手拇指、示指分开并绷紧皮肤，右手执笔式持注射器，中指固定针栓，以前臂带动腕部的力量，将针头垂直快速刺入肌肉内。一般进针 2.5~3 cm，瘦者或小儿酌减，固定针栓。

（4）松左手，抽动活塞，观察无回血后，缓慢推注药液。如有回血，可拔出少许再行试抽，无回血方可推药，仍有回血，须另行注射。

（5）推完药用干棉签放于针刺处，快速拔出针头后，即轻压片刻，并对患者的配合致以谢意。

（6）清理用物、归还原处。

6.肌内注射引起疼痛的原因

（1）注射针头不锐利或有钩，致使进针或拔针受阻。

（2）患者体位不良，致使注射部位肌肉处于紧张状态。

（3）注射点选择不当，未避开神经或注射部位肌肉不丰厚。

（4）操作不熟练，进针不稳，固定不牢，针头在组织内摆动，推药过快等。

（5）药物刺激性强，如硫酸阿托品，青霉素钾盐等。

7.注意事项

（1）切勿将针柄全部刺入，以防从根部衔接处折断。万一折断，应保持局部与肢体不动，速用止血钳夹住断端取出。若全部埋入肌肉内，即请外科医师诊治。

（2）臀部注射，部位要选择正确，偏内下方容易伤及神经、血管，偏外上方容易刺及髋骨，引起剧痛及断针。

（3）推注药液时必须固定针栓，推速要慢，同时注意患者的表情及反应。如系油剂药液更应持牢针栓，以防用力过大使针栓与针头脱开，药液外溢；若为混悬剂，进针前要摇匀药液，进针后持牢针栓，快速推药，以免药液沉淀造成堵塞或因用力过猛使药液外溢。

（4）需长期注射者，应经常更换注射部位，并用细长针头，以避免或减少硬结的发生。若一旦发生硬结，可采用理疗、热敷或外敷活血化瘀的中药，如蒲公英、金黄散等。

（5）2岁以下婴幼儿不宜在臀大肌处注射，因幼儿尚未能独立行走，其臀部肌肉一般发育不好，有可能伤及坐骨神经，应选臀中肌、臀小肌处注射。

（6）2种药液同时注射又无联合应用禁忌时，常采用分层注射法。当第一针药液注射完，随即拧下针筒，接上第二副注射器，并将针头拔出少许向另一方向刺入试抽无回血后，即可缓慢推药。

（五）静脉注射法

1.目的

（1）药物不宜口服、皮下或肌内注射时，需要迅速发挥疗效者。

（2）作诊断性检查，由静脉注入药物，如肝、肾、胆囊等检查须注射造影剂或染料等。

2.用物

注射盘、注射器（根据药液量准备）、7～9号针头或头皮针头、止血带、胶布，药液按医嘱。

3.注射部位

（1）四肢浅静脉肘部的贵要静脉、正中静脉、头静脉；腕部、手背及踝部或足背浅静脉等。

（2）小儿头皮静脉：额静脉、颞静脉。

（3）股静脉：位于股三角区股鞘内，在腹股沟韧带下方，紧靠股动脉内侧，如在髂前上棘和耻骨结节之间画一连线，股动脉走向和该线的中点相交。

4.操作方法

（1）四肢浅表静脉注射术

1）备齐用物携至患者处，核对无误后，说明情况以取得合作。

2）选静脉，在注射部位上方 6 cm 处扎止血带，止血带末端向上。皮肤常规消毒，同时嘱患者握拳，使静脉显露。备胶布 2~3 条。

3）注射器接上头皮针头，排尽空气，在注射部位下方，绷紧静脉下端皮肤并使其固定。右手持针头使其针尖斜面向上，与皮肤呈 15°~30°，由静脉上方或侧方刺入皮下，再沿静脉走向刺入静脉，见回血后将针头与静脉的角度调整好，顺静脉走向推进 0.5~1 cm 后固定。

4）松止血带，嘱患者松拳，用胶布固定针头。若采血标本者，则止血带不放松，直接抽取血标本所需量，也不必胶布固定。

5）推完药液，以干棉签放于穿刺点上方，快速拔出针头后按压片刻，无出血为止。对患者的配合致以谢意。

6）清理用物，归还原处。

（2）股静脉注射术

常用于急救时作加压输液、输血或采集血标本。

1）患者仰卧，下肢伸直略外展（小儿应有人扶助固定），局部常规消毒皮肤，同时消毒术者左手示指和中指。

2）于股三角区扪及股动脉搏动最明显处，予以固定。

3）右手持注射器，排尽空气，在腹股沟韧带下一横指、股动脉搏动内侧 0.5cm 处垂直或呈 45°刺入，抽动活塞见黯红色回血，提示已进入股静脉，固定针头，根据需要推注药液或采集血标本。

4）注射或采血毕，拔出针头，用无菌纱布加压止血 3～5 min，以防出血或形成血肿。对患者或家属的配合致以谢意。

5）清理用物，归还原处，血液标本则及时送检。

5.注意事项

（1）严格执行无菌操作规则，防止感染。

（2）穿刺时务必沉着，切勿乱刺。一旦出现血肿，应立即拔出，按压局部，另选他处注射。

（3）注射时应选粗直、弹性好、不容易滑动而容易固定的静脉，并避开关节及静脉瓣。

（4）需长期静脉给药者，为保护静脉，应有计划地由小到大，由远心端到近心端选血管进行注射。

（5）对组织有强烈刺激的药物，最好用一副等渗生理盐水注射器先行试穿，证实针头确在血管内后，再换注射器推药。在推注过程中，应试抽有无回血，检查针梗是否仍在血管内，经常听取患者的主诉，观察局部体征，如局部疼痛、肿胀或无回血时，表示针梗脱出静脉，应立即拔出，更换部位重新注射，以免药液外溢而致组织坏死。

（6）药液推注的速度，根据患者的年龄、病情及药物的性质而定，并随时听取患者的主诉和观察病情变化，以便调节。

（7）股静脉穿刺时，若抽出鲜红色血，提示穿入股动脉，应立即拔出针头，压迫穿刺点 5～10 min，直至无出血为止。一旦穿刺失败，切勿再穿刺，以免引起血肿，有出血倾向的患者，忌用此法。

6.静脉注射失败的常见原因

（1）穿刺未及静脉，在皮下及脂肪层留针过多。

（2）针头刺入过深，穿过对侧血管壁，可见回血，如只推注少量药液时，患者有痛感，局部不一定隆起。

（3）针尖斜面刺入太少，一半在管腔外，虽可见回血，但当推注药液时局部隆起，患者诉胀痛。

（4）外观血管很清楚，触之很硬，针头刺入深度及方向皆正确，但始终无回血。大多因该血管注射次数过多，或药液的刺激，使血管壁增厚，管腔变窄，而难以刺入。

（5）皮下脂肪少，皮肤松弛，血管容易滑动，针头不容易刺入。

7.特殊情况下静脉穿刺法

（1）肥胖患者静脉较深，不明显，但较固定不滑动，可摸准后再行穿刺。

（2）消瘦患者，皮下脂肪少，静脉易滑动，穿刺时须固定静脉上下端。

（3）水肿患者可按静脉走向的解剖位置，用手指压迫局部，以暂时驱散皮下水分，显露静脉后再穿刺。

（4）脱水患者静脉塌陷，可局部热敷、按摩，待血管扩张显露后再穿刺。

三、吸入给药法

（一）雾化吸入法

雾化吸入法是利用氧气或压缩空气的压力，使药液形成雾状，由患者吸入呼吸道，以达到治疗目的。

1.目的

（1）治疗呼吸道感染，消除炎症和水肿。

（2）解除支气管痉挛。

（3）稀释痰液，帮助祛痰。

2.用物

（1）雾化吸入器。

（2）氧气吸入装置一套（不用湿化瓶）或压缩空气机一套。

（3）药物根据病情而定。要求药液为水溶性、黏稠度低、对黏膜无刺激性、pH呈中性、患者无过敏反应时方可作雾化吸入用。

3.操作方法

（1）按医嘱抽取药液，并用生理盐水或蒸馏水稀释至3～5 ml后注入雾化器。

（2）能起床者可在治疗室内进行。不能下床者则将用物携至患者处，核对无误后向患者解释，以取得合作。

（3）助患者取舒适卧位、半卧位或坐位，助患者漱口，以清洁口腔。

（4）将雾化器A管口与氧气胶管相连接，调节氧流量达6～10 L/min，使药液喷成雾状，即可使用。

（5）助患者持雾化器，将喷气E管口放入口中，并嘱紧闭口唇，吸气时以手指按住B管口，呼气时松开B管口。如此反复进行，若患者感到疲劳，可松开手指，休息片刻再进行吸入，直到药液全部雾化为止。一般10～15 min即可将5 ml药液雾化完。

（6）治疗结束，取下雾化器，关闭氧气开关，助患者漱口，询问患者有无需要，对患者的配合致以谢意。

（7）清理用物，按要求消毒、清洁雾化器，待干后备用。

（二）超声波雾化吸入法

超声波雾化吸入是应用超声波声能，将药液变成细微的气雾，随着患者的吸气而进入呼吸道及肺泡。超声波雾化的特点是雾量大小可以调节、雾滴小而均匀，直径在5 μm以下。药液随着患者深而慢的呼吸可到达终末支气管及肺泡。

1.目的

（1）消炎、镇咳、祛痰。

（2）解除支气管痉挛，使气道通畅，从而改善通气功能。

（3）呼吸道烧伤或胸部手术者，可预防呼吸道感染。

（4）配合人工呼吸器，湿化呼吸道或间歇雾化吸入药液。

（5）应用抗癌药物治疗肺癌。

2.用物

治疗车上放超声波雾化器一套、药液、蒸馏水。

3.超声波雾化的原理

超声波雾化器通电后超声波发生器输出高频电能,使水槽底部晶体换能器发生超声波声能,声能振动雾化罐底部的透声膜,作用于雾化罐内的液体,破坏了药液表面的张力和惯性,成为微细的雾粒,随着患者吸气而进入呼吸道,吸入肺泡。

4.操作方法

(1)水槽内放冷蒸馏水 250 ml。水要浸没雾化罐底部的透声膜。

(2)按医嘱将 30~50 ml 药液放入雾化罐内,把雾化罐放入水槽内,将水槽盖盖紧。

(3)备齐用物携至患者处,核对无误后,说明情况以取得合作。

(4)接通电源,先开电源开关,指示灯亮,预热 3 min,再开雾化开关,指示灯亮,根据需要调节雾量(高挡 3 ml/min、中挡 2 ml/min、低挡 1 ml/min),一般用中挡。

(5)患者吸气时,将面罩置于口鼻上,呼气时启开,或将口含嘴放口中,闭口作深吸气,呼气时张口。

(6)治疗毕,先关雾化开关,再关电源开关,否则电子管容易损坏。若有定时装置则到"OFF"位雾化自动停止,这时要关上电源开关。助患者取舒适卧位,对患者的配合致以谢意。

(7)整理用物,放掉水槽内的水,按要求消毒清洗雾化罐、送风管、面罩或吸气管等,待干备用。

5.注意事项

(1)水槽内无水切勿开机,否则会烧毁机芯。

(2)若需要连续使用时,须间歇 30 min,并更换水槽内蒸馏水,保证水温不超过 60℃。

(3)水槽底部的压电晶体片和雾化罐的透声膜,质脆且薄易破损,操作中不可用力按压,操作结束只能用纱布轻轻吸水。

(4)每次用毕切断电源开关,雾量调节应旋至"0"位。

四、滴入给药法

(一)眼滴药法

1.目的

(1)防治眼病。

(2)眼部检查:如散瞳验光或查眼底。

(3)用于诊断性染色,如滴荧光素检查结膜、角膜上皮有无缺损或泪道通畅试验。

2.用物

治疗盘内按医嘱备眼药水或眼药膏、消毒干棉球罐、弯盘、治疗碗内置浸有消毒液的小毛巾。

3.操作方法

(1)洗净双手。备齐用物携至患者处,核对无误后向患者解释,以取得合作。

(2)助患者取仰卧位或坐位,头略后仰,用干棉球拭去眼分泌物、眼泪。

(3)嘱患者眼向上视,左手取一干棉球置于下眼睑处,并轻轻拉下,以露出下穹隆部,右手滴一滴眼药于下穹隆部结膜囊内后,轻提上眼睑覆盖眼球,使药液充满整个结膜囊内。

(4)以干棉球拭去溢出的眼药水,嘱患者闭眼1~2 min。

4.注意事项

(1)用药前严格遵守查对制度,尤其对散瞳、缩瞳及腐蚀性药物更要谨慎。每次为每位患者用药前,均须用消毒液消毒手指,以免交叉感染。

(2)药液不可直接滴在角膜上,并嘱患者滴药后勿用力闭眼,以防药液外溢。

(3)若用滴管吸药,每次吸入不可太多,亦不可倒置,滴药时不可距眼太近,应距眼睑2~3 cm。勿使滴管口碰及眼睑或睫毛,以免污染。

(4)若滴阿托品、依色林、青光胺等有一定毒性的药液,滴药后应用棉球压迫泪囊区2~3 min,以免药液经泪道流入泪囊和鼻腔,被吸收后引起中毒反应,对儿童用药时应特别注意。

(5)容易沉淀的混悬液,如可的松滴眼液,要充分摇匀后再用,以免影响药效。

（6）正常结膜囊容量为 0.02 ml，滴眼药每次 1 滴即够用，不宜太多，以免药液外溢。

（7）一般先右眼后左眼，以免用错药，如左眼病较轻，应先左后右，以免交叉感染。角膜有溃疡或眼部有外伤或眼球手术后，滴药后不可压迫眼球，也不可拉高上眼睑。

（8）数种药物同时用，前后两种药之间必须稍有间歇，不可同时滴入，如滴药液与涂眼膏同时用，应先滴药液，后涂眼膏。

（二）鼻滴药法

1.目的

治疗鼻部疾病或术前用药。

2.用物

治疗盘内按医嘱备滴鼻药水或药膏、无菌干棉球罐、弯盘。

3.操作方法

（1）备齐用物携至患者处，说明情况以取得合作。嘱患者先排出鼻腔内分泌物，或先行洗鼻。

（2）仰头位：适用于后组鼻窦炎或鼻炎患者。助患者仰卧，肩下垫枕头垂直后仰或将头垂直后仰悬于床沿，前鼻孔向上，手持一棉球以手指轻轻拉开鼻尖，使鼻孔扩张。一手持药液向鼻孔滴入每侧 2~3 滴，棉球轻轻塞于前鼻孔。

（3）侧头位：适用于前组鼻炎患者。卧向患侧，肩下垫枕，使头偏患侧并下垂，将药液滴入下方鼻孔 2~3 滴，棉球轻轻塞入前鼻孔。

4.注意事项

（1）滴药时，滴瓶或滴管应置于鼻孔上方，勿触及鼻孔，以免污染药液。

（2）为使药液分布均匀和到达鼻窦的窦口，滴药后可将头部略向两侧轻轻转动，保持仰卧或侧卧 3~5min，然后捏鼻起立。

（三）耳滴药法

1.目的

（1）治疗中耳炎、外耳道炎或软化耵聍。

(2) 麻醉或杀死昆虫类异物。

2. 用物

治疗盘内按医嘱备滴耳药、无菌干棉球罐、弯盘、小棉签。

3. 操作方法

(1) 备齐用物携至患者处，说明情况以取得合作。

(2) 助患者侧卧，患耳向上，或坐位偏向一侧肩部，使患耳向上。先用小棉签清洁耳道。

(3) 手持棉球，然后轻提患者耳郭（成人向上方，小儿则向下方）以拉直外耳道。

(4) 顺外耳道后壁缓缓滴入3~5滴药液，并轻提耳郭或在耳屏上加压，使气体排出，药液容易流入。然后用棉球塞入外耳道口。

(5) 滴药后保持原位片刻再起身，以免药液外流。

4. 注意事项

(1) 若系软化耵聍，每次滴药量可稍多些。以不溢出外耳道为度。滴药前也不必清洁耳道。每天滴5~6次，3 d后予以洗出或取出。向患者说明滴药后耵聍软化可能引起耳部发胀不适。若两侧均有耵聍，不宜两侧同时进行。

(2) 若系昆虫类异物，滴药的目的在于使之麻醉或窒息死亡便于取出，可滴乙醚（有鼓膜穿孔者忌用，因为可引起眩晕）或乙醇，也可用各种油类，如2%酚甘油、各种植物油、甘油等。使其翅或足黏着以限制活动，并因空气隔绝使之窒息死亡。滴后2~3 min便可取出。

五、栓剂给药法

(一) 目的

(1) 全身或局部用药，如治疗哮喘、阴道炎、宫颈炎及肛肠疾患。

(2) 刺激肠蠕动促进排便。

(二) 用物

治疗盘内医嘱备：消毒手套、手纸、弯盘、药栓按。

（三）操作方法

（1）备齐用物携至患者处，核对无误后，说明情况以取得合作。

（2）给药前助患者清洗肛门周围或会阴部，然后助其屈膝左侧卧位或俯卧位，脱裤露出臀部，若为妇科用药者，则屈膝仰卧露出会阴部。

（3）右手戴手套，左手用手纸分开臀部露出肛门，右手持药栓底部将尖端置入肛门6～7 cm，置入后嘱患者夹紧肛门防止栓剂滑出。妇科给药者，必须看清阴道口，可利用置入器或戴手套，将栓剂以向下、向前的方向置入阴道内。置入栓剂后患者应平卧15 min。

（4）清理用物，归还原处。

（四）注意事项

（1）应于入睡前给药，以便药物充分吸收，并可防止药栓遇热溶解后外流。

（2）治疗妇科疾病者，经期停用。有过敏史者慎用。

（3）需要多次使用栓剂而愿意自己操作者，可教其方法，以便自行操作。

第五节　鼻饲管的使用技术

对于不能吞咽进食、严重口腔或咽部损伤及昏迷患者，可由医院医护人员从患者鼻腔插入一鼻饲管，通过管道以保持患者食物营养供给。

一、用品

在家庭护理下鼻饲管的患者应准备：纱布、不锈钢饭盒、别针、食用漏斗、冲洗器或50～100 ml注射器空筒。

二、方法

医院给患者由鼻腔插入胃管后，在家中使用的方法如下：

（1）平时保证胃管清洁，胃管头部用消毒纱布包裹后结扎，用别针别在患者胸前或肩部衣服上。

（2）使用时将胃管取出，用食用漏斗或注射器放入胃管口内，大小适宜，过小食物外漏，过大撕裂管口。将温度适宜的流食缓慢灌入。

（3）灌完食物或药物后应注入少许温开水，以免食物堵塞胃管。

（4）灌食可根据医师要求或病情给予：豆浆、牛奶、米汤、水果汁、蔬菜汁、肉汤等流食。食物要温度适宜，一般在38～40℃，以手背试之不烫手即可。

（5）灌食完毕用蒸过的纱布包好胃管并结扎好，固定。

（6）一般成人1d需要10450 kJ（2500 kcal）热量，故要保证患者热量供给。如有糖尿病或肾病、心脏病等，要注意控制糖和盐的摄入。

（7）2000～3000 ml混合奶要分5～6次注入胃内，每次不可太多、太快。

第六节　冷敷、热敷法

一、冷敷法

冷敷可以使血管收缩，对局部有止痛、止血、制止化脓的作用，一般用于全身降温和镇痛、止血。

（一）冰袋冷敷

1.用品

冰袋或冰囊、冰帽、冰块，布套或毛巾，盆。

2.方法

（1）将冰块或适量冰砸成核桃大小的碎块，放入盆中，用水冲一下融掉锐利的棱角，以防损坏冰袋及患者不适。

（2）将冰块装入冰袋内至一半，再加入适量冷水，充填冰块间隙，将冰袋放平，用手压出气体，将盖拧紧或扎紧。外边用布套或毛巾包裹好。

（3）放入患者需要处，一般降温放在头部、腋下、腹股沟等处。放后要经常观察局部皮肤颜色有无改变，询问患者有无麻木感觉或不适，如有应停用，防止冻伤等。

（二）温水擦浴（或酒精擦浴）

1.用品

（1）面盆内盛 32～34℃温水至 2/3 满，或 25%～35%酒精 200 ml，温度 30℃。

（2）小方毛巾 2 条，浴巾 1 条。

（3）冰袋、热水袋各 1 个。

（4）必要的内衣、裤。

2.方法

（1）将物品放置患者床旁，关闭门窗，调节室温至 22～24℃。

（2）将患者头部放一冰袋，以减轻头部充血，热水袋放置患者脚底。

（3）将小方毛巾浸温水或酒精，依次擦拭患者颈部两侧、两上臂、背、两下肢，每个部位擦拭约 3 min。

（4）擦拭至腋下、肘部、腹股沟及膝下腘窝等处大血管附近时，要擦拭至皮肤发红，才能达到散热目的。

（5）擦拭时注意避免过多暴露患者，以免受凉；如患者突然寒战，面色苍白，呼吸、脉搏不正常，要立即停止，并给饮热饮料。

（6）禁擦拭患者胸前区、腹部、后颈等刺激敏感部位，以免引起不良反应。

（7）擦拭浴后 30 min 测量体温。

（三）冷湿敷

1.用品

面盆、小毛巾或干净软布折叠数层、冰水或冷水。

2.方法

（1）将小毛巾或软布放入冰水或冷水中浸湿，拧成半干以不滴水为度，敷于局部。

（2）最好有 2 块敷布交替使用，每隔 1～3 min 更换 1 次，连续 15～20 min。

（3）如用于降温时，除头部冷敷外，还可在腋窝、肘窝、腹股沟处同时使用冷湿敷。

二、热敷法

热敷可使患者温暖舒适、肌肉松弛、血管扩张而减轻疼痛,促进血液循环及加速渗出物的吸收。有消肿、消炎的作用,并有保暖、减轻深部组织充血的功效。

(一)热水袋热敷

1.用品

热水袋、毛巾或布套、水温计,盛水器皿内装60~70℃热水;若给昏迷、老人、小儿、局部知觉迟钝患者时,水温应调节至50℃。

2.方法

(1)将调节好温度的热水灌入热水袋中约1/2或2/3满,放平热水袋,排尽袋内空气,拧紧塞子,并倒提热水袋检查是否有漏水现象。

(2)擦干热水袋表面后将其装入布袋中或用毛巾包裹,放置患者所需要部位。

(3)给患者放置热水袋后,要观察局部皮肤有无发红等异常改变,如有应暂停使用,以防烫伤等情况。

(二)热湿敷

1.用品

小面盆、凡士林或润肤油、小毛巾或软布数块。

2.方法

(1)将面盆内倒入热水,小毛巾或软布浸湿。

(2)患者需要热敷,局部皮肤上涂些润滑油,盖上一层薄布,将热毛巾或软布拧干敷在患处,上面加盖毛巾,以保持温度。

(3)敷布温度以患者能耐受、不觉烫为原则,约3~5 min更换1次,连续湿敷20~30 min。也可在湿敷布上放置热水袋保持温度。

(4)眼、鼻等部疖肿,可用热水杯蒸气熏敷;时间15~20 min。

(三)热水坐浴

常用于减轻或消除会阴部及肛门部的充血、水肿、疼痛,保持清洁舒适,预防伤口感染，促进伤口愈合。

1.用品

（1）坐浴盆、毛巾、水温计。

（2）备 38~40℃温开水或 0.02%高锰酸钾温溶液。另备一壶 70℃开水作为加温用。

2.方法

（1）嘱患者排空大小便，洗手，准备坐浴。

（2）将准备好的温开水倒入坐浴盆内，让患者坐入盆内，随时调节水温，坐浴时间为 10~20 min。

（3）坐浴完毕，用毛巾擦拭干臀部，有伤口时用无菌纱布包扎。

（4）坐浴时注意保暖，注意水温及药液温度，防止烫伤。

（5）注意观察患者反应，如有异常，停止坐浴。妇女月经期、阴道出血、产褥期、盆腔器官急性炎症期，不宜坐浴，以免引起上行感染。

参考文献

[1]谢颂丽.现代常见病临床护理[M].长春：吉林科学技术出版社，2017.

[2]谢芳.妇产科常见病诊疗与护理[M].昆明：云南科技出版社，2018.

[3]刘广芬.临床常见病护理[M].天津：天津科学技术出版社，2018.

[4]尤黎明，吴瑛.内科护理学.第5版[M].北京：人民卫生出版社，2012.

[5]魏秀红，赵书娥.内科护理学.第3版[M].北京：人民卫生出版社，2013.

[6]李小寒，尚少梅.基础护理学.第5版[M].北京：人民卫生出版社，2012.

[7]栾燕.临床常见病护理实践[M].北京：科学技术文献出版社，2018.

[8]宋金兰，高小雁.实用骨科护理及技术[M].北京：科学出版社，2008.